LES
VENTRICULES LATÉRAUX

DANS

LA MÉNINGITE CEREBRO-SPINALE DE L'ADULTE

PAR

L. CAUSSADE

DOCTEUR EN MÉDECINE

ANCIEN PRÉPARATEUR DE PHYSIOLOGIE (1907)
ANCIEN INTERNE DES HÔPITAUX (1909-1913)
LAURÉAT DE LA FACULTÉ DE MÉDECINE
PRIX DE L'INTERNAT (MÉDAILLE D'OR, 1911)
PRIX HEYDENREICH-V. PARISOT (1913)
CHEF DE CLINIQUE MÉDICALE A LA FACULTÉ (1914)

❖

NANCY

IMPRIMERIE A. CRÉPIN-LEBLOND

21, Rue Saint-Dizier et Rue des Dominicains, 40

—

1916

LES
VENTRICULES LATÉRAUX

DANS

LA MÉNINGITE CÉRÉBRO-SPINALE DE L'ADULTE

PAR

L. CAUSSADE

DOCTEUR EN MÉDECINE

ANCIEN PRÉPARATEUR DE PHYSIOLOGIE (1907)
ANCIEN INTERNE DES HÔPITAUX (1909-1913)
LAURÉAT DE LA FACULTÉ DE MÉDECINE
PRIX DE L'INTERNAT (MÉDAILLE D'OR, 1911)
PRIX HEYDENREICH-V. PARISOT (1913)
CHEF DE CLINIQUE MÉDICALE A LA FACULTÉ (1914)

NANCY

IMPRIMERIE A. CRÉPIN-LEBLOND

21, Rue Saint-Dizier et Rue des Dominicains, 40

1916

A MON MAITRE .

MONSIEUR LE PROFESSEUR P. SIMON

PROFESSEUR DE CLINIQUE MÉDICALE A LA FACULTÉ DE NANCY

En témoignage de respectueuse affection et de reconnaissance.

A Mes Maitres dans l'Internat

Monsieur le Professeur H. BERNHEIM (1909-1910)

Monsieur le Professeur A. HERRGOTT (1910-1911)

Monsieur le Professeur F. GROSS (1911-1912)

Monsieur le Professeur P. SIMON (1912-1913)

A Monsieur le Docteur F. TRÉMOLIÈRES

MÉDECIN DES HÔPITAUX DE PARIS

MÉDECIN-CHEF DE L'HÔPITAL DES CONTAGIEUX DE BESANÇON

MÉDECIN-CHEF DU 1er SECTEUR DE LA 7e RÉGION

DU MÊME AUTEUR

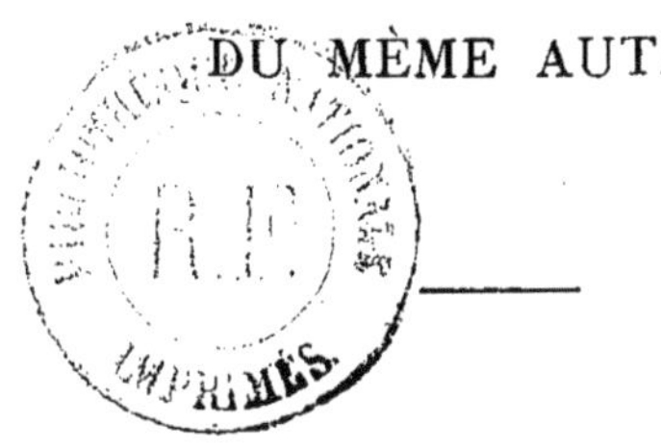

Un cas de tache bleue congénitale mongolique (en collaboration avec
M. Job). *Revue Médicale de l'Est,* 1911, p. 307.

Forme cardiaque pure de fièvre typhoïde (en collaboration avec M. le
Professeur agrégé Richon). *Revue Médicale de l'Est,* 1911, p. 510.

Un cas de syringomyélie (en collaboration avec M. Jacquot). *Revue
Médicale de l'Est,* 1912, p. 421.

A propos d'un cas de tétanos de Rose (en collaboration avec M. Jacquot). *Revue Médicale de l'Est,* 1912, p. 465.

Perforation de l'estomac au niveau du fond d'un cancer ulcéré et
volvulus du grêle dûs à l'ingestion de boullie barytée (en collaboration avec M. Fairise). *Revue Médicale de l'Est,* 1913, p. 222.

Leucémie myéloïde (en collaboration avec M. Fairise). *Revue Médicale
de l'Est,* 1913, p. 305.

Goître exophtalmique et pleurésie (en collaboration avec M. Hanns).
Revue Médicale de l'Est, 1913, p. 460.

Sarcomatose généralisée (en collaboration avec M. le Professeur
P. Simon). *Revue Médicale de l'Est,* 1913, p. 494.

Un cas de syndrome cérébelleux pur (en collaboration avec M. le
Professeur P. Simon). *Revue Médicale de l'Est,* 1913, p. 684.

Myopathie primitive pseudo-hypertrophique type Duchenne (en
collaboration avec M. R. Simon). *Comptes rendus de la Société de
Médecine de Nancy,* 24 décembre 1913.

Torticolis spasmodique avec tic facial complexe (en collaboration
avec M. le Professeur P. Simon). *Comptes rendus de la Société de
Médecine de Nancy,* 24 décembre 1913.

Pyléphlébite suppurée d'origine appendiculaire (en collaboration avec M. R. Simon). *Comptes rendus de la Société de Médecine de Nancy*, 11 février 1914.

Deux cas de myopathies primitives scapulo-humérales de l'adulte (type Zimmerlin et type Landouzy-Dejerine) (en collaboration avec M. le Professeur P. Simon). *Comptes rendus de la Société de Médecine de Nancy*, 11 février 1914.

Revue critique des procédés d'exploration de l'estomac. *Mouvement Médical*, janvier 1914.

Le cyto-diagnostic du cancer de l'estomac (en collaboration avec M. le Professeur P. Simon). *Presse Médicale*, 8 avril 1914.

Quelques réflexions sur la technique de la méthode de la dialyse appliquée au diagnostic du cancer (en collaboration avec M. R. Simon). *Revue Médicale de l'Est*, 15 avril 1914.

Le cyto-diagnostic des liquides gastriques et sa valeur clinique. *Revue de Médecine*, 10 juin 1914.

Le radio-diagnostic des déformations stomacales (en collaboration avec M. le Professeur P. Simon). *Progrès Médical*, 27 juin 1914.

De la nécessité de poursuivre les injections de sérum dans certaines formes prolongées et à reprises de méningite cérébro-spinale à méningocoques (en collaboration avec M. le Professeur agrégé Nobécourt et M. Jurie des Camiers). *Bull. et Mém. de la Soc. Méd. des Hôpitaux de Paris*, 2 décembre 1915, p. 1058.

Un simulateur extraordinaire. *Réunion médico-chirurgicale de la VIIe région*, 11 avril 1916.

AVERTISSEMENT

Ce travail n'est pas celui qui, avant la guerre, devait nous servir de thèse inaugurale.

Sur les conseils de notre ami, M. le Professeur agrégé J. Parisot, nous avions entrepris sur les « albuminuries par hémocytolyse » de longues recher- ches cliniques et expérimentales que la grande guerre a interrompues à la veille d'aboutir.

C'est avec regret que nous remettons à plus tard la publication de nos notes. Mais une œuvre incom- plète ne justifierait pas la confiance et l'amitié que, depuis des années, M. le Professeur agrégé J. Parisot nous a données.

Sachant avec quel plaisir nous avions commencé ce travail, il nous comprendra. Aux armées où il se trouve, nous lui envoyons notre souvenir le plus affec- tueux.

Avant d'aborder le sujet que nous avons mainte- nant choisi, il nous reste un devoir à remplir. Notre pensée se reporte sur les Maîtres qui nous ont accueilli avec bienveillance dans leurs laboratoires et qui ont

1

guidé nos premiers examens cliniques dans l'externat.

Le meilleur de ce que nous avons pu apprendre vient d'eux-mêmes et ils ont droit à toute notre gratitude.

Que M. le Professeur Meyer, M. le Professeur Hoche, MM. les Professeurs agrégés Lambert et Fairise ; que M. le Professeur Haushalter, MM. les Professeurs agrégés Frœlich, Richon, Louis Spillmann, Georges Gross et Frühinsholz en acceptent ici l'assurance.

Nous remercions enfin M. le Professeur P. Parisot et M. le Professeur agrégé G. Michel de la sympathie qu'ils nous ont toujours témoignée et de l'honneur qu'ils nous font en acceptant d'être nos juges.

INTRODUCTION ET PLAN DU TRAVAIL

Depuis le début de la guerre européenne les auteurs français ont publié sur la méningite cérébro-spinale un nombre considérable de travaux, dont l'intérêt est variable.

Pour beaucoup d'ouvrages, les idées directrices ne sont pas notablement différentes de ce qu'elles étaient au temps de paix ; des détails utiles ont été précisés, mais la guerre n'a fait sortir aucune inconnue. Néanmoins, dans quelques articles, on trouve d'intéressantes recherches sur la bactériologie, sur des formes et des associations microbiennes capables d'engendrer un syndrome cérébro-spinal.

Mais, entre toutes les données recueillies pendant la guerre, l'une d'elles brille au premier rang et s'impose à toutes les attentions par sa haute nouveauté. Il s'agit du sujet de ce travail : *l'épendymite méningococcique de l'adulte et son traitement par les injections intraventriculaires de sérum spécifique.*

A vrai dire, la notion n'est pas neuve et les déductions thérapeutiques qu'il faut en tirer ont été envisagées, pour l'enfant, avant 1914. Mais, chez l'adulte, au cerveau inextensible, les constatations d'anatomie pathologique n'avaient, jusqu'à la guerre, suscité aucun effort diagnostique ou thérapeutique.

Aujourd'hui, il n'en est plus ainsi ; mais on verra, dans l'historique, que ce n'est pas là l'œuvre d'un jour. L'intérêt qu'on porte actuellement aux épendymites méningococciques et à leur traitement n'est que l'aboutissant des travaux qui, depuis quelques années et sous des titres multiples, ont porté sur les épendymites en général et sur les localisations ventriculaires des méningites. Il faut savoir gré aux auteurs qui, comprenant l'importance de ces lésions dans la méningite cérébro-spinale, ont su, comme on dit, « cueillir l'idée en l'air » et en tirer parti.

En ce qui concerne les lésions des ventricules latéraux dans la méningite cérébro-spinale, les articles parus jusqu'à ce jour sont peu nombreux. On trouve des observations détaillées, bien étudiées, beaucoup d'aperçus intéressants, mais pas d'étude d'ensemble.

Puisque les cas publiés sont cependant assez nombreux pour qu'on puisse en donner une discussion comparative, puisqu'aux observations connues nous pouvons en ajouter, personnellement, quatre nouvelles, il nous paraît possible de tenter cette synthèse qui n'a pas été faite, en ajoutant comme contribution personnelle les réflexions spéciales que nous a suggérées notre pratique :

Les lésions ventriculaires et basales constatées à l'autopsie des méningitiques sont si fréquentes, et si souvent latentes pendant la vie, qu'il nous semble qu'on puisse conseiller un essai de diagnostic et de traitement par voie haute quand, dans une méningite méningococcique authentique, la sérothérapie rachidienne échoue. Cette proposition peut paraître hardie, elle n'est sans doute pas complètement juste ; nous croyons fermement que les faits lui donneront maintes fois raison.

Des lésions ventriculaires graves ne déterminant pas nécessairement l'interruption complète des communications ventriculo-méningées, il ne faut pas attendre l'apparition d'un syndrome ventriculaire inflammatoire *complet* pour traiter le malade. Le sérum introduit par voie lombaire atteint très difficilement les ventricules.

Nous croyons d'ailleurs avoir pu donner au syndrome de méningo-épendymite et au syndrome ventriculaire assez de caractéristiques pour qu'ils soient reconnaissables.

Le traitement des lésions ventriculaires par injections intraventriculaires de sérum spécifique nous paraît devoir être souvent tenté sous forme de lavage cérébro-spinal. Il semble qu'il faille le compléter par des injections sphénoïdales qui permettent au sérum de baigner la base de l'encéphale. La ponction sphénoïdale est aussi facile que la ponction lombaire.

On nous pardonnera d'avancer des opinions personnelles dans l'introduction et non pas, seulement dans les conclusions et rigoureusement appuyées sur des faits. Cette façon de procéder donne à notre thèse son véritable caractère : elle indique qu'il s'agit d'un essai, d'un travail d'attente sur une question à l'ordre du jour.

En effet, rien ne peut être écrit sur ce sujet qui soit définitif. Il est même probable qu'avec les acquisitions qui ne manqueront pas de se réaliser prochainement l'aspect de la question se transformera sensiblement.

Pour ces raisons il n'y a pas d'intérêt à donner à notre travail un plan différent de celui de toutes les questions de pathologie.

Un chapitre d'historique montrera d'abord comment la notion des lésions des ventricules latéraux s'est lentement taillée une place dans le cadre des méningites. On y trouvera la relation des premières tentatives de sérothérapie intraventriculaire chez l'enfant dans les cas d'hydrocéphalie post-méningitique.

Dans les *observations* nous placerons nos cas personnels et ceux que nous avons pu recueillir dans la science. Ils seront placés par ordre de gravité anatomique.

Puis viendra la *discussion* qui comprendra : l'anatomie pathologique, la physiologie pathologique, l'étude clinique, le diagnostic, le traitement.

Enfin, des conclusions.

HISTORIQUE

Les données relatives aux localisations ventriculaires de la méningite cérébro-spinale sont anciennes, mais leur mise en valeur est relativement récente.

Aussi loin qu'on puisse remonter dans l'histoire, on trouve dans les relations d'autopsies des indications sur les lésions suppurées ou séreuses des ventricules. Dans un numéro de janvier 1806 du *Journal général de médecine*, Mathey écrivait qu'à l'autopsie : « Il y avait de l'eau dans les ventricules. Le plexus choroïde était d'un rouge foncé. Dans l'intérieur du cerveau, on voyait une matière jaunâtre puriforme sans altération manifeste du tissu cérébral. »

Au cours du xixe siècle, les monographies écrites à l'occasion des épidémies de méningite cérébro-spinale en Europe ont toujours confirmé ces données. Le beau travail de Tourdes (1842) contient, à soixante-dix-huit années de distance, la bonne part des faits anatomo-pathologiques actuellement classiques.

Rilliet en 1847, Forster en 1860, Ziemssen et Hess en 1864, Hanot et Joffroy en 1873, Zenker en 1875 décrivent à l'occasion de méningites cérébro-spinales plus ou moins authentiques des lésions des ventricules latéraux, des plexus choroïdes et de l'épendyme.

On pourrait faire pour ces époques reculées une bibliographie plus complète ; la plus élémentaire prudence commande cependant de ne pas insister. Car l'authenticité des manifestations ventriculaires de la méningite cérébro-spinale a pu devenir indiscutable seulement après la découverte du méningocoque par Weichselbaum en 1887. Pour échapper à la critique, il y aurait même lieu de ne commencer la bibliographie qu'en 1903, année au cours de laquelle fut définitivement établi le rapport entre une certaine forme anatomoclinique de méningite et le diplocoque Gram — négatif de Weichselbaum.

Ce serait excessif et ce serait laisser dans l'ombre des travaux intéressants sur la question qui nous occupe.

En 1889, Hülsmann établit avec certitude qu'il existe des localisations ventriculaires et même des formes ventriculaires de la méningococcie. La discussion de toute la thèse gravite autour de trois cas d'hydrocéphalie après méningite cérébro-spinale.

Oppenheim en 1890, Eichorst en 1891 étudient des cas d'hydrocéphalie de l'adulte où le rôle du méningocoque est plus ou moins net mais où beaucoup de particularités anatomo-cliniques sont bien mises en vedette.

Le syndrome clinique est surtout décrit en 1893 par

Quinche, mais son étude dépasse de beaucoup le simple sujet de la méningite méningococcique.

En 1897, Still, étudiant la bactériologie de la méningite postérieure de la base, trouve dans cette affection un microbe voisin du méningocoque. Il remarque, en outre, qu'au moment où ce microbe apparaît dans le ventricule latéral il disparaît des méninges basilaires.

Puis, l'Amérique apporte avec Joslin en 1900, avec Knox et Sladen en 1908, sa contribution à l'étude des complications ventriculaires de la méningite cérébro-spinale. L'hydrocéphalie post-méningitique fait surtout l'objet des recherches de ces auteurs.

Entre temps, Birnbaum (1903) en Allemagne, M. Debove (1903), MM. Lœper et Gouraud (1905) en France s'attachent à l'étude des manifestations cliniques des épendymites cérébrales méningococciques.

Mais jusqu'alors ces recherches n'ont eu qu'un intérêt théorique, documentaire, et il n'est pas question du traitement. Le cas de Cushing et Sladen marque une étape dans l'histoire de cette question car il va donner une nouvelle orientation aux publications (1900).

Ces auteurs envisagent la localisation intraventriculaire du méningocoque non seulement au point de vue anatomique et clinique, mais encore au point de vue thérapeutique et ils réussissent à améliorer temporairement leur malade par des ponctions et des injections intraventriculaires de sérum de Flexner.

En 1910, L. Fischer renouvelle l'intervention sur une petite fille de deux mois atteinte d'épendymite aiguë à méningocoques avec début d'hydrocéphalie.

Le sérum en injections intraventriculaires guérit la malade.

Même succès pour MM. Triboulet, Rolland et Fenestre en 1910 chez un nourrisson.

En cette année d'ailleurs, la question est à l'ordre du jour à Paris. Des faits cliniques, des considérations anatomo-pathologiques intéressantes voient le jour (Laignel-Lavastine).

MM. G. Delamare et P. Merle publient dans le *Journal de Physiologie et de Pathologie générale* une étude anatomo-pathologique et expérimentale sur les épendymites aiguës et subaiguës. — Tous ceux qui s'occuperont dans l'avenir du syndrome anatomoclinique de l'épendyme ou des ventricules du cerveau consulteront avec profit ces notes où une belle part est faite aux chapitres de l'histologie pathologique et de l'expérimentation. Bien entendu il est parlé, çà et là dans le travail, des méfaits du méningocoque dans les ventricules cérébraux.

La thèse de M. P. Merle : « Etude sur les épendymites cérébrales » (1909-1910), résume et classe les principaux travaux parus jusqu'alors. Les manifestations ventriculaires de la méningite cérébro-spinale ne sont pas oubliées puisque dans cet excellent travail il est rapporté quatre cas d'épendymite méningococcique authentique, étudiés, et c'est regrettable pour notre thèse, seulement au point de vue anatomo-pathologique et sans aucune indication clinique.

Le côté chirurgical de la question conserve toujours aux yeux des auteurs un certain intérêt. MM. Broca et Debré, dans leur rapport à l' « Association française de Pédiatrie » de novembre 1910, écrivent le chapitre chirurgical de la méningite cérébro-spinale.

Enfin, l'année suivante, paraît *La Méningite cérébro-spinale,* de MM. A. Netter et R. Debré. On y trouve mainte remarque sur les lésions épendymaires, les manifestations ventriculaires de la méningite cérébro-spinale et sur leur traitement médico-chirurgical, notamment par la ponction ventriculaire chez le nourrisson (Netter, 12 cas. — Thèse de Debré, 1910-1911).

La littérature de la méningite cérébro-spinale paraît se calmer dans les années 1911, 1912, 1913, 1914. Ça et là paraissent encore des observations de méningite où l'on note en passant la lésion épendymaire (Simon et Jacquot, Fournier, etc...), quelques documents sur les épendymites (Claude, Vincent et Levi-Valensi, etc...). Mais très rares sont les travaux ou observations spécialement réservés à l'épendymite dans la méningite cérébro-spinale (Lagane, Rieux) et à son traitement (Barr, Cantas).

Au début de la guerre européenne la doctrine régnante est la suivante : la méningite cérébro-spinale est une maladie rachidienne qui guérit très souvent par la sérothérapie, mais qu'il est plus difficile de vaincre par des injections intrarachidiennes quand le processus infectieux a atteint les lacs arachnoïdiens de la base du cerveau. Aucun intérêt ne s'attache encore aux manifestations ventriculaires de la méningococcie dans la période aiguë de la maladie. Il n'est question de la localisation ventriculaire que dans l'étude des formes prolongées et dans les cas d'hydrocéphalie post-méningitiques chez les enfants. Les tentatives de sérothérapie cérébrale et ventriculaire sont considérées comme des interventions exceptionnelles, désespérées ou curieuses.

Après les grands chocs de 1914 commencent à paraître, surtout dans les réunions médico-chirurgicales des armées, quelques communications sur les petites épidémies observées. En ce qui concerne les manifestations ventriculaires de la méningite cérébro-spinale, la première conséquence de la guerre a été de transporter leur bibliographie du domaine de la pathologie infantile dans celui des maladies de l'adulte.

C'est encore une nouvelle étape de la question.

Les travaux publiés sur la méningite cérébro-spinale et surtout sur son traitement sont nombreux et témoignent d'une activité scientifique toute à l'honneur du corps médical mobilisé. Ça et là on trouve des remarques relatives aux lésions et à leur traitement (Chartier. — Nobécourt et Peyre. — Roger Voisin. — Fiessinger et François. — Henri Roger).

Mais les documents concernant plus spécialement là forme ventriculaire de la méningite cérébro-spinale à méningocoques sont toujours rares.

L'article de M. Chiray (2 décembre 1915) sur « la pyocéphalie cause d'insuccès dans le traitement sérothérapique de la méningite à méningocoques » est le premier mémoire clinique et thérapeutique qu'on ait écrit sur cette forme de la méningite cérébro-spinale.

Plus récemment le cas de M. Marfan chez un enfant, la communication de MM. Marcel Labbé, Zislin et Cavaillon à l'Académie de Médecine, les cas publiés

par M. F. Ramond, par M. Pierre Cazamian, à la
« Société Médicale des Hôpitaux de Paris », le cas de
MM. Noël Fiessinger et E. Leroy sont venus enrichir
la documentation. Dans tous ces cas, il s'agit de
méningites cérébro-spinales à méningocoques de
l'adulte. Ce sont soit des formes prolongées, cachectisantes ou à rechutes, comme les cas de M. Chiray, de
M. Ramond ; soit des formes moins longues comme
ceux de M. Marfan et M. Cazamian ; soit des formes
primitives, comme celui de MM. Noël Fiessinger et
E. Leroy. Les unes ont été traitées par la sérothérapie
intraventriculaire, pour d'autres les auteurs se repen-
tent amèrement de ne pas l'avoir appliquée. — Mais
nous aurons à reparler de ces observations.

Jetons plutôt un regard en arrière et comparons
l'état actuel de la question avec ce qu'elle fut dans le
passé. — Connue dès les premières autopsies, la localisation ventriculaire de la méningite cérébro-spinale
n'a cependant jamais beaucoup retenu l'attention des
auteurs. Quand après avoir étudié l'épendymite et
l'hydrocéphalie dans bien d'autres infections, on a
découvert un rôle au méningocoque dans la production
de ces lésions, on a été fort longtemps avant d'en tirer
la conclusion clinique et thérapeutique.

Aujourd'hui, l'étude des formes anatomo-cliniques
prend une bonne tournure, mais le diagnostic précoce
manque absolument de précision. Il y a seulement
quelques mois que la sérothérapie chez l'adulte
s'oriente résolument dans la seule direction qui conduit à la vérité, à savoir le transport du médicament
spécifique au lieu même où végète le microbe.

L'étude des localisations ventriculaires de la méningite cérébro-spinale est donc une question à l'ordre du jour....... A l'aide de nos observations et par leur comparaison avec les autres cas connus, allons-nous pouvoir apporter notre pierre à l'édifice qui se construit ?

OBSERVATIONS

OBSERVATION I (personnelle)

Méningite cérébro-spinale aiguë propagée aux ventricules latéraux. Ependymite et choroïdite aiguës suppurées. Mort.

V....., 26 ans, soldat au ...° d'artillerie, est évacué d'un hôpital auxiliaire de la Place sur le service des contagieux, le 14 janvier, à 14 heures. La feuille d'observation porte qu'il a été admis la veille pour bronchite, mais depuis ce matin, il présente une céphalée persistante, de la stupeur, un peu de raideur de nuque et du signe de Kernig. Pour ces raisons, il entre sous le diagnostic de « phénomènes méningés ».

A l'entrée, à 17 heures, la fièvre atteint 39°2, le pouls bat à 90 à un rythme nettement dissocié d'avec la température (Pl. I). Le malade est très calme et a tout son bon sens. Il a beaucoup de raideur de la nuque, de l'épisthotonos, du signe de Kernig. La céphalée est vive, elle est surtout frontale. Il y a de la douleur à la compression des globes oculaires. Un état nauséeux persistant gêne beaucoup le malade.

D'ailleurs, la langue est très saburrale, couverte de fulïgi-
nosités. Le lait lui-même n'est digéré qu'avec peine, il y
a de la constipation. Urines normales. A l'auscultation, on
trouve un petit foyer congestif à la base droite. Dès que
l'aiguille spéciale a crevé le cul-de-sac lombaire, l'hypothèse de méningite cérébro-spinale prend corps. Le liquide
céphalo-rachidien jaillit abondamment, sans pression,
trouble, laiteux. Il contient de nombreux polynucléaires,
des cellules endothéliales et quelques lymphocytes ; mais
pas de méningocoques ni d'autres microbes. Mais puisque
le microbe de Weichselbaum peut pulluler dans les méninges sans paraître nécessairement sur les préparations
microscopiques (1), il est permis d'user quand même de
l'arme efficace de la sérothérapie. Aussitôt, on injecte au
malade, 20 centimètres cubes de sérum antiméningococcique. La nuit est assez bonne.

15 janvier. — Le malade a 39° ce matin, pouls à 70. Il
souffre moins de la tête, n'a pas vomi et dans l'ensemble
paraît un peu mieux qu'hier. Le soir 39°3, pouls à 62.

16 janvier. — La nuit s'est passée sans incident. Le
malade a un peu dormi. T. 38°6, pouls 62. Les symptômes
sont les mêmes que les deux jours précédents, mais ils
s'atténuent un peu. La céphalée, notamment, a à peu près
disparu. Nouvelle ponction lombaire ; le liquide vient
goutte à goutte, aussi laiteux que l'avant-veille. On en
retire 30 centimètres cubes, et on injecte à la place, 20 centimètres cubes de sérum. Aucun malaise consécutif. Le
soir, le malade a 38°9, pouls à 80.

17 janvier. — Nuit bonne. T. 38°3, toujours moins élevée

(1) Des méningites amicrobiennes avec liquide laiteux et polynucléose intense sont souvent méningococciques (Cazamian. — Costa,
Société de Biologie, 2 mai 1914). Le méningocoque est un germe fra-
gile qui, pour cultiver, a besoin d'être ensemencé rapidement. Cette
condition n'est pas toujours réalisable.

Mois de janvier	14	15	16	17	18	19	20	21		
Jours de la maladie	1	2	3	4	5	6	7	8		

que le jour précédent. Pouls à 64. Mais l'amélioration
clinique ne se manifeste pas encore. La congestion pulmonaire est stationnaire. Le soir T. 38°8, pouls à 70.

18 janvier. — Le malade a assez bien dormi, sans
calmant. Mais sa température remonte : 39°3. L'allure
générale de l'affection des méninges ne paraît cependant
pas plus inquiétante, et la ponction lombaire renforce nos
espoirs. Le liquide céphalo-rachidien jaillit abondamment
et sans pression. Hémorragique au début, il s'éclaircit
ensuite et devient presque limpide au vingt-cinquième
centimètre cube. On injecte 20 centimètres cubes de sérum
spécifique. Le soir 40°1. Fait remarquable : il est toujours
impossible de trouver des méningocoques sur les préparations microscopiques.

19 janvier. — La nuit a été bonne. Ce matin 39°5. Il y a
plus de dyspnée que les jours précédents. La toux est aussi
plus fréquente. L'auscultation fait entendre un peu de
congestion aux deux bases ; mais il n'y a que des râles
sous-crépitants et pas de souffle. La céphalée est très sup-
portable. Il y a toujours de la douleur à la compression des
globes oculaires sans photophobie. Les raideurs sont
toujours notables, mais elles n'intéressent que la nuque
et le rachis. Même signe de Kernig. Pas de vomissements,
mais la constipation n'est interrompue que par des lavements.

20 janvier. — Nuit calme. T. 38°4 ce matin, pouls à 86.
Le malade paraît très fatigué. Les signes physiques n'ont
pas changé. Nouvelle ponction lombaire. On retire 25 centimètres cubes de liquide un peu trouble, moins clair que
la fois précédente. On injecte 20 centimètres cubes de
sérum. Le malade va bien jusqu'à midi. Dans la seconde
moitié de la journée, le tableau clinique change. A la prostration et à la fatigue du malade succède rapidement une

2

grande agitation. La céphalée devient violente et fait pousser des cris au malade. Il tient constamment les yeux fermés et gémit dès qu'on les comprime ou qu'on essaie de les ouvrir. Il fuit la lumière. Pas de vomissements. La raideur s'est subitement beaucoup accentuée. Elle intéresse à un faible degré les membres. Toutefois, il ne se produit ni secousses, ni convulsions. Les réflexes n'ont subi aucune modification. T. 39°9 et pouls à 118, nettement affaibli.

21 janvier. — Nuit très mauvaise. Cris, gémissements. Ce matin, T. 40°4. Le pouls est difficilement perceptible ; il est incomptable. Le malade crie constamment et n'a plus de connaissance. Une agitation coupée de périodes d'abattement extrême domine la scène morbide. Avec l'agitation se produit une série de mouvements respiratoires rapides, avec l'abattement coïncide au contraire une apnée complète (rythme de Cheyne-Stokes). La raideur est extrême ; elle intéresse non seulement l'axe vertébral, mais aussi, à un faible degré, les membres inférieurs. Rien de notable aux membres supérieurs. Cette brusque transformation des symptômes fait soupçonner une infection méningée ascendante, mais que faire ? Le malade est mourant. On tente une dernière ponction lombaire. Elle donne 50 centimètres cubes de liquide céphalo-rachidien très trouble. On injecte 30 centimètres cubes de sérum. Pas d'amélioration ; le malade meurt à 23 heures. La complication a eu vraiment une marche foudroyante, car, hier matin, 20 janvier, le malade semblait encore devoir guérir et, malgré sa fatigue, accueillait aimablement et avec joie ceux qui venaient à son chevet.

Autopsie. — L'aspect extérieur du cadavre ne présente rien de spécial.

Dès l'ouverture du canal rachidien, on constate la congestion de la dure-mère. On fend cette membrane sur toute
sa hauteur. La moelle apparaît, normale semble-t-il par
endroits, couverte de pus inégalement épais ou concrété en
d'autres places. La queue de cheval et la moelle lombaire
sont peu touchées par la suppuration. Le cul-de-sac lombaire est libre de pus. Il contient du liquide céphalo-
rachidien très louche. Sur la partie haute de la moelle
lombaire, il y a un peu de pus. Il n'y en a pas en avant.

Les lésions méningées sont plus remarquables au niveau
de la moelle dorsale. On note qu'une épaisse plaque de pus
jaunâtre entoure la moelle à ce niveau. La partie antérieure
de la moelle est entourée à un moindre degré que la partie
postérieure. Plus haut, dans la partie haute de la moelle
dorsale et sur la moelle cervicale, la suppuration est moins
accentuée. Des trainées purulentes recouvrent incomplète-
ment la moelle. Le pus qui les compose est plus liquide que
celui qui entoure la moelle dorsale. La congestion pie-
mérienne est rendue manifeste par les nombreux vaisseaux qui sillonnent la surface de cette membrane.

La coupe de la moelle ne donne lieu à aucune constatation intéressante. L'organe est ferme, la substance
blanche et les cornes grises ne sont le siège d'aucune
lésion visible à l'œil nu. Le canal de l'épendyme est
normal.

L'examen du cerveau promet des constatations plus
graves. En effet, la congestion y est remarquablement développée. Elle se traduit par une grande abondance de sang
dans les sinus, par une dilatation nette des vaisseaux qui
rampent dans les circonvolutions ou qui se ramifient sur
elles. On la reconnaît aussi par de nombreuses ecchy-
moses et par un état uniformément rougeâtre de toute la
corticalité, qui tranche nettement avec la couleur blanche
décrite pour le cerveau normal.

Il n'y a pas de pus sur le sommet ni sur les parties latérales des hémisphères.

Au contraire, les méninges basales sont le siège d'un intense processus de suppuration. Du pus jaune épais tapisse les lobes olfactifs puis s'étend en arrière et émet de courts prolongements sur les scissures de Sylvius, s'étale sur le chiasma optique, entoure la tige hypophysaire, la face inférieure des pédoncules cérébraux, adhère à la protubérance et s'attache à la face antérieure du bulbe et à l'origine de la moelle épinière.

Ce même pus épais, un peu concrété, se retrouve sur les faces latérales du bulbe, sur le toit du quatrième ventricule, en maint endroit sous forme de plaques plus ou moins épaisses, plus ou moins adhérentes, sur la corticalité du cervelet et sur la face inférieure des lobes occipitaux.

La scissure interhémisphérique est intacte.

Puis on pratique des coupures horizontales (Flechsig) dans les hémisphères cérébraux. Dans la substance blanche comme sur l'écorce on note une congestion notable et de la dilatation des vaisseaux.

Quand le couteau fend puis soulève le dôme ventriculaire, du liquide céphalo-rachidien très louche s'écoule en notable quantité. Le ventricule latéral gauche n'est pas nettement dilaté, mais il contient de nombreux grumeaux fibrino-purulents. Beaucoup d'entre eux adhèrent aux parois ventriculaires ou plutôt à l'épendyme qui les tapisse ; un peu de pus s'amasse aussi dans les parties déclives des cornes. Mais ce qui est surtout remarquable, c'est l'amas de pus autour des plexus choroïdes. Ces formations anatomiques sont couvertes d'une véritable fausse membrane surtout à leur partie postérieure, dans la corne occipitale. Quant à l'épendyme ventriculaire, on le note comme très congestionné, de couleur lie de vin, velouté au toucher, un peu gélatineux dans la corne occipitale.

Le pus s'étend aussi en une plaque adhérente à l'épendyme au pourtour du trou de Monro ; il rétrécit cet orifice.

L'hémisphère droit et sa cavité ventriculaire présentent des lésions analogues et égales.

L'aqueduc de Sylvius contient du pus, mais est resté perméable.

Le quatrième ventricule ne présente aucune lésion spéciale.

L'ouverture de la cavité générale ne permet qu'une constatation intéressante. Elle confirme le diagnostic de congestion pulmonaire des bases et elle explique le petit souffle constaté à la base droite, puisqu'on trouve à ce niveau un début d'hépatisation rouge dans tout le lobe inférieur.

OBSERVATION II (personnelle)

Méningite cérébro-spinale aiguë propagée aux ventricules latéraux. Ependymite et choroïdite aiguës suppurées. Mort.

L..... Emile, 22 ans, soldat au ...ᵉ d'artillerie, est envoyé d'urgence à l'Hôpital de la Butte, le 1ᵉʳ avril 1916, pour méningite cérébro-spinale. Il vient du service central d'Oto-Rhino-Laryngologie dirigé par le Docteur Brindel. C'est là qu'ont débuté, il y a sept jours, les accidents qui ont abouti à la méningite actuelle, mais cette affection n'est évidente que depuis ce matin. Aussitôt on a fait une ponction lombaire pour assurer le diagnostic ; le liquide a coulé abondamment, très louche, très laiteux.

A l'entrée, à 14 heures, le malade a 39°9 (Pl. II). Il a toute sa connaissance et raconte qu'il souffre beaucoup de la tête. Son facies est vultueux. Il y a un peu de photophobie et de la douleur à la compression des globes oculaires. La tête, fortement rejetée en arrière, écrase l'oreiller sur lequel elle s'appuie. La nuque est très raide, la colonne vertébrale rigide et le signe de Kernig positif sous toutes ses formes. Pas de vomissements. On fait aussitôt une nouvelle ponction lombaire. Le liquide céphalo-rachidien est purulent, s'écoule lentement. Sans pouvoir attendre le résultat de l'examen cytologique et bactériologique, on injecte 25 centimètres cubes de sérum antiméningococcique. Cependant il s'agit d'un cas où l'origïne méningococcique des accidents doit laisser des doutes. Le malade raconte, en effet, qu'après un long séjour au front, il a été évacué pour bronchite ; puis, à l'arrière, le 16 février, il s'est réveillé avec une blennorragie. A peine guéri de ce dernier accident, il a présenté une poussée d'otite catarrhale gauche. Enfin, le 21 mars, on l'a débarrassé de végétations adénoïdes du pharynx nasal. Evidemment, ces affections successives ont sensibilisé L... aux agressions microbiennes. Mais, d'autre part, la lésion de l'oreille et l'intervention pharyngienne récente sont capables de réaliser des infections méningées avec leurs propres microbes et sans l'aide du méningocoque. L'examen microscopique du liquide céphalo-rachidien n'apporte pas pour cette première journée de renseignement décisif. On y note une exagération du taux de l'albumine, une polynucléose accentuée, malgré cela d'assez nombreux lymphocytes et polynucléaires, quelques hématies, pas de méningocoques (1) et pas de bacilles de Koch. Le doute doit profiter à la sérothérapie et, vu son innocuité probable en dehors de la tuberculose, il importe d'en continuer l'administration au malade.

2 avril. — La nuit a été assez bonne, mais a été entre-

----

(1) Même remarque que pour l'observation précédente.

Mois de Mars	21	22	23	24	25	26	27	28	29	30	31	1ᵉʳ avril	2	3	4	5	6	7	8	9
Jours de la maladie	1	2	3	4	5	6	7	8	9	10	11	12	13	14	15	16	17	18	19	20

Pouls

160   41
150   40
140   39
Respiration.   130   38
90   120   37
80   110   36
70   100   35
60   90   34
50   80   Température
40   70
30   60
20   50
10   40

coupée de deux vomissements. Un purgatif donné avant
l'arrivée à l'hôpital des contagieux a fait beaucoup d'effet.
Urines abondantes. Ce matin, 39°7, pouls à 74. L'intelligence est nette malgré une céphalée violente. Même douleur à la compression des globes oculaires et même raideur
de la nuque et du dos. Le malade déclare spontanément
mieux aller ce matin. A 17 heures, T. 40°4, pouls à 104.
On retire 40 centimètres cubes de liquide céphalo-rachidien
un peu moins louche qu'hier et on injecte à la place
30 centimètres cubes de sérum. L'après-midi se passe sans
incident. Dans la nuit épistaxis à quatre reprises différentes.

3 avril. — T. 40°, pouls à 96. Toujours beaucoup de
céphalée. Même douleur oculaire et mêmes raideurs. Le
malade accuse des algies circumthoraciques et lombaires.
Il a baucoup de nausées, aucune n'aboutit au vomissement.
La langue est sèche, fuligineuse. Il a encore de la diar-
rhée, fétide et jaunâtre. A 17 heures, nouvelle ponction.
On retire 35 centimètres cubes de liquide plus claïr et on
injecte à la place 30 centimètres cubes de sérum. Cette
petite opération augmente la céphalée à un point tel qu'il
faut la calmer par la morphine. La nuit est assez bonne.

4 avril. — Le malade va mieux ce matin. T. 40°4, pouls
à 80. La céphalée est encore vive et les nausées continuent.
Le signe de Kernig, la raideur de la nuque, les douleurs en
ceinture et la rachialgie n'ont subi aucune atténuation. Le
soir T. 40°2, pouls à 68.

5 avril. — Aucune amélioration. T. 39°6, pouls 104. On
retire 30 centimètres cubes de liquide céphalo-rachidien
qui paraît un peu plus clair que la fois précédente et on
injecte à la place 20 centimètres cubes de sérum. Aussitôt
après l'injection, il se produit un incident nouveau. Le
malade se plaint d'angoisse précordiale et d'une sensation

d'étouffement. La face devient vultueuse. Il se plaint d'une céphalée violente et réclame avec insistance de la glace pour calmer sa douleur. Ce malaise dure vingt minutes. Il ne donne lieu à aucune modification du pouls. Le soir T. 40°, pouls à 100.

6 avril. — La nuit a été calme. Ce matin T. 39°, pouls à 92. L'état du malade n'est pas satisfaisant. Il est indifférent à ce qui l'entoure, ne répond pas ou répond mal aux questions qu'on lui pose. Il se plaint d'une céphalée toujours violente, occipitale et gémit par moments. La couleur du liquide céphalo-rachidien est inquiétante ; il est très jaune et très nettement purulent. On en retire autant qu'on peut : 35 centimètres cubes et on injecte à la place 20 centimètres cubes de sérum. L'injection est suivie du même malaise qu'hier. Dans l'après-midi, le malade commence à délirer et à s'agiter. Le laboratoire n'apporte pas d'indication précise. La boue purulente donnée à la centrifugation par le liquide céphalo-rachidien est presque uniquement composée de polynucléaires soit frais, soit dégénérés ; il faut plusieurs préparations pour trouver une courte chaînette de petits cocci extracellulaires et deux ou trois cocci intracellulaires ne prennent pas le Gram. Le Méningocoque est-il vraiment l'agent causal de cette méningite ? On peut en douter en raison du passé clinique du malade, mais on ne peut considérer le microbe comme absent des méninges parce qu'il n'est pas évident sur les préparations. D'ailleurs, la précipito-réaction de Vincent Bellot est positive.

7 avril. — La nuit a été bien mauvaise. Ce matin le délire est intense. T. 39°1, pouls à 100. Le malade n'a plus toute sa raison et divague. Par moments il va mieux et reconnaît ceux qui l'entourent. Il semble beaucoup souffrir de la tête. Il n'a pas de photophobie, mais il crie quand on comprime

les globes oculaires. La raïdeur de la nuque et du dos est
intense ; le signe de Kernig des plus marqués. On note
aussi ce matin une certaine raideur des membres inférieurs et des bras. Pas de secousses ni de convulsions.
Aucun accident localisé de méningite basale. Pas de
vomissement. Toujours de la constipation. On retire
60 centimètres cubes de liquide céphalo-rachidien purulent et on injecte très lentement 40 centimètres cubes de
sérum. Aussitôt après l'injection, l'agitation du malade
devient plus grande. On obtient un peu de calme et de
repos dans l'après-midi grâce à la morphine.

8 avril. — Il a fallu surveiller le malade toute la nuit.
Son agitation a été très grande. Ce matin il crie, chante,
prononce des commandements comme à l'exercice. La
raideur est extrême et s'étend aux quatre membres, les
membres inférieurs étant dans l'extension et les membres
supérieurs en demi flexion. Leur rigidité n'est pas telle qu'on
ne puisse les plier et que le malade ne puisse les mouvoir.
Il a de l'ataxie et de la carphologie. La respiration est
maintenant nettement entrecoupée (rythme de Cheyne-
Stokes). Le cœur faiblit et il faut le soutenir avec de l'huile
camphrée. On administre encore au malade 40 centimètres
cubes de sérum antiméningococcique. Cette injection
n'aggrave pas mais n'améliore pas non plus l'état du
patient. Le soir T. 39°4.

9 avril. — T. 39°8. Même agitation, délire du même type.
Il en a été ainsi pendant toute la nuit. Mêmes raideurs.
Quelques petites secousses des membres mais pas de
convulsions. Les yeux, surtout l'œil gauche, sont révulsés
en haut, mais l'état du malade est tel qu'il est impossible
de rechercher les paralysies. La respiration présente de
longs arrêts. Le pouls devient incomptable. A 16 heures, le
malade a 41°4 ; son pouls bat, à peine perceptible, à 104.

Bientôt survient un grand calme, la respiration se fait plus lente et plus superficielle, ses arrêts se prolongent. L... meurt à 17 heures.

Autopsie. — Le cadavre est très amaigri.

L'examen porte d'abord sur la moelle épinière et ses enveloppes. Dès l'ouverture du canal rachidien, la méningite apparaît, évidente. La dure-mère est fortement hyper hémiée et même ecchymotique. Quand on fend cette membrane, on tombe sur une gangue de pus jaune clair s'étendant sur toute la hauteur de l'axe spinal. La moelle disparaît au milieu de cette suppuration qui s'étend également en avant et en arrière, n'adhère pas à la face interne de la dure-mère mais en revanche est fortement collée à la moelle elle-même.

Quand on l'a débarrassée du pus, la moelle et la pie-mère qui l'enveloppe apparaissent. De nombreux vaisseaux plus volumineux qu'à l'état normal tapissent sa surface, la congestion est notable.

Le même aspect anatomo-pathologique se reproduit sur toute la hauteur du rachis.

A la coupe la moelle est ferme, la substance blanche et la substance grise sont normales. Il n'y a rien à signaler pour le canal de l'épendyme.

Rien de notable non plus au niveau des nerfs rachidiens.

L'ouverture du crâne donne lieu à d'intéressantes constatations. La congestion cérébrale et méningée est remarquablement développée. Les vaisseaux des circonvolutions sont gorgés de sang. Il y a par places de petites extravasations sanguines mais toutefois pas d'hémorragies méningées notables. En deux ou trois points du dôme hémisphérique, sur les circonvolutions pariétale ascendante droite et frontale ascendante gauche, sur des circonvolutions des lobes occipitaux on note de très petites plaques qui sont un début de suppuration méningée.

Maïs l'intégrité du cortex est frappante quand on le compare à l'état de la base. Il existe en effet une méningite basale considérable. A partir des lobes olfactifs un vaste placard de pus jaune et épais s'étend sur toute la base du cerveau. Il forme un mamelon autour du chiasma optique, couvre les pédoncules cérébraux, le pont de Varole, l'origine des nerfs craniens et le bulbe. Par là il se continue avec la gaîne purulente dont nous avons signalé la présence autour des méninges, et il remplit le trou occipital.

Le processus inflammatoire et suppuré ne pénètre pas dans les scissures de Sylvius, il ne s'étend pas à la scissure interhémisphérique. Mais sur les côtés et en arrière il s'étend sur les lobes latéraux du cervelet, sur la face inférieure des lobes occipitaux, sur le dôme du vermis médian. Le toit du quatrième ventricule est couvert d'une couenne purulente qui se plaque sans nettement adhérer sur le trou de Magendie et sur la partie postérieure du bulbe. Partout c'est le même placard épais, jaunâtre, si particulier à la méningite à méningocoques.

Des coupes de Flechsig sont pratiquées ensuite dans la substance hémisphérique. Comme on peut le supposer, on note un piqueté hémorragique plus accentué qu'à l'état normal. L'ouverture du ventricule latéral droit montre l'existence d'une épendymite ventriculaire aiguë et suppurée. Du liquide céphalo-rachidien purulent s'échappe en abondance, mais il n'a pas dilaté très notablement le ventricule. La paroi externe du ventricule, c'est-à-dire tout le mur blanc et gris qui s'étend du bord externe du ventricule à l'écorce cérébrale n'est pas très amincie comme dans les cas d'hydrocéphalie. Le prolongement frontal, la corne sphénoïdale, la corne occipitale n'ont pas non plus isolément subi d'augmentation de volume très apparente.

Mais la pyocéphalie et l'épendymite sont très accentuées. Du pus s'est accumulé dans les culs-de-sac des trois cornes, surtout dans la corne occipitale. On en trouve aussi des placards adhérents à l'épendyme ventriculaire.

Enfin, les plexus choroïdes sont couverts d'une fausse membrane fibrino-purulente qui les masque d'abord complètement à l'œil de l'observateur. Quand on a détaché par grattage le pus ainsi aggloméré, les plexus apparaissent très violacés, manifestement enflammés.

Dans les points où l'épendyme ventriculaire n'est pas recouvert de pus, il est un peu velouté et notablement congestionné.

Enfin, autour de la cavité ventriculaire et dans son voisinage immédiat, la substance cérébrale est œdémateuse, gélatiniforme d'aspect, molle et même un peu diffluente à la coupe.

La même description peut s'appliquer au ventricule latéral gauche dont les lésions sont égales en intensité à celles décrites pour le ventricule droit.

Les deux ventricules présentent la même particularité en ce qui concerne leurs trous de Monro. L'épendyme autour de ces orifices est très fortement œdémateux et boursouflé, il est recouvert d'un mince exsudat blanchâtre. Les trous de Monro sont pour cette raison nettement rétrécis.

Des coupes de Pitres ne fournissent pas de renseignement nouveau. Cependant il semble que le quatrième ventricule soit un peu dilaté.

D'autre part, le bulbe est très mou à la coupe.

L'autopsie des autres appareils n'apporte aucun renseignement intéressant et capable d'expliquer la mort en dehors des lésions du système nerveux et de ses enveloppes.

L'examen sur frottis du pus qui stagne dans la corne

occipitale du ventricule droit montre qu'il est presque uniquement constitué de polynucléaires frais ou à tous les stades de la leucolyse.

OBSERVATION III

Méningite cérébro-spinale aiguë propagée aux ventricules latéraux. Ependymite et choroïdite aiguës suppurées. Méningite basilaire en voie de guérison. Mort (M. F. RA-MOND. Société Médicale des Hôpitaux de Paris, 17 mars 1916).

Un jeune soldat de 23 ans nous arrive au troisième jour d'une méningite cérébro-spinale à méningocoques, avec tout son cortège classique de symptômes. Nous injectons tous les jours, par ponction lombaire et pendant quatre jours, les hautes doses de sérum antiméningococcique, le liquide céphalo-rachidien s'éclaircit et la température tombe à 37°.

On pouvait croire la partie gagnée ; il n'en était rien malheureusement : après trente-six heures d'apyrexie, la température remonta rapidement, et les accidents cliniques réapparurent avec intensité. Le sérum, injecté à nouveau, n'amena aucune amélioration ; le malade fut repris d'une céphalée intense, puis de délire violent, avec opisthotonos, raideur de la nuque, rétention d'urine, incontinence fécale. La mort survint huit jours après ; mais huit heures auparavant, nous avions injecté dans l'espace sous-arachnoïdien 5 centigrammes de bleu de méthylène incorporé au sérum curateur.

L'autopsie prouva que la méningite cérébro-spinale était à peu près guérie ; à peine rencontrait-on quelques lambeaux fibrineux au niveau du chiasma et du vernis inférieur. Mais l'ouverture du cerveau révéla l'existence d'une ventriculite aiguë : présence de liquide abondant et louche dans tous les ventricules, épendyme recouvert d'une couche fibrino-purulente assez épaisse, plexus choroïdes aplatis et décolorés.

Le bleu de méthylène colorait tout l'espace sous-arachnoïdien et respectait complètement l'espace central ventriculaire ; il n'y avait donc plus de communication réciproque entre ces deux confluents ; les ventricules, ne pouvant plus recevoir le sérum curateur, avaient continué leur inflammation propre, cause de la mort de notre malade.

OBSERVATION IV

Méningite cérébro-spinale à méningocoques. Forme grave et à évolution prolongée. Modifications du liquide céphalo-rachidien et surdité persistantes. Rechute au soixante-troisième jour. Réinjections de sérum après une interruption de quarante-trois jours sans phénomènes d'anaphylaxie. Mort expliquée par l'extension des lésions méningées (MM. NOBÉCOURT et PEYRE. Société Médicale des Hôpitaux de Paris, 7 avril 1916).

Evr..... Jules, 29 ans, du ...ᵉ régiment d'infanterie, entre dans le service des contagieux de F..., le 14 janvier 1916 dans la matinée.

La nuit précédente, il a été envoyé à l'Ambulance 5/1 avec de violents maux de tête, qui l'ont pris brusquement.

Il est dans le coma, a de la raideur de la nuque, du Kernig, les yeux douloureux à la pression. Il existe du strabisme convergent, une hémorragie conjonctivale gauche.

Une première ponction lombaire retire environ 30 centimètres cubes de liquide purulent, contenant de nombreux polynucléaires et des méningocoques intra et extracellulaires. On injecte 30 centimètres cubes de sérum antiméningococcique.

Les jours suivants, le coma persiste, l'état reste le même, la température axillaire, qui était au-dessous de 37°, s'élève à 37°8 le 16 janvier. Des ponctions et des injections sont faites quotidiennement.

15 janvier. — Deuxième ponction ; quelques gouttes de pus épais, 30 centimètres cubes de sérum.

16 janvier. — Troisième ponction ; 30 centimètres cubes du liquide purulent ; 30 centimètres cubes de sérum.

17 janvier. — Quatrième ponction ; 40 centimètres cubes de liquide moins trouble ; 30 centimètres cubes de sérum. Pendant la quatrième ponction, le malade paraît se réveiller un peu, il prononce quelques mots.

On continue le traitement :

18 janvier. — Cinquième ponction ; 40 centimètres cubes de liquide trouble ; 30 centimètres cubes de sérum.

19 janvier. — Sixième ponction ; 40 centimètres cubes de liquide moins trouble ; 20 centimètres cubes de sérum.

20 janvier. — Septième ponction ; 30 centimètres cubes de liquide moins trouble ; 20 centimètres cubes de sérum

L'état s'est amélioré légèrement. Le malade regarde autour de lui, mais ne paraît pas comprendre ce qu'il voit. Il semble ne rien entendre. La raideur de la nuque et le Kernig persistent. La température axillaire oscille entre 37°5, 37°7, le matin ; 38°4, 38°8, le soir.

On pratique :

21 janvier. — Huitième ponction ; 40 centimètres cubes de liquide trouble ; 20 centimètres cubes de sérum.

23 janvier. — Neuvième ponction ; 30 centimètres cubes de liquide moins trouble ; 20 centimètres cubes de sérum.

Le 24 janvier, l'état s'est amélioré. Il y a 36°7, 37°4. Le malade est plus présent, il dit quelques mots, il serre la main qu'on lui tend. La raideur de la nuque est un peu diminuée, mais le Kernig est très accentué ; la recherche de ces symptômes est douloureuse.

Le traitement est poursuivi :

25 janvier. — Dixième ponction ; 50 centimètres cubes de liquide un peu trouble ; 20 centimètres cubes de sérum.

27 janvier. — Onzième ponction ; 40 centimètres cubes de liquide un peu trouble ; 20 centimètres cubes de sérum.

29 janvier. — Douzième ponction ; 45 centimètres cubes de liquide moins trouble ; 20 centimètres cubes de sérum.

31 janvier. — Treizième ponction ; 45 centimètres cubes de liquide louche ; 20 centimètres cubes de sérum.

3 février. — Quatorzième ponction ; 25 centimètres cubes de liquide clair ; 20 centimètres cubes de sérum.

On a injecté, au total, 330 centimètres cubes de sérum antiméningococcique, en quatorze doses.

Le liquide de la quatorzième ponction contient surtout des lymphocytes. Il n'y a pas de méningocoques.

Pendant cette dernière période, les injections de sérum ont provoqué des réactions plus ou moins vives. Elles ont été faites, le matin, vers 9 ou 10 heures, alors que la température était au voisinage de 37°. Dans l'après-midi, à 15 heures, la température s'élève à 38°8, 38°4, 39°4, 37°6, 38°8, alors que les autres jours, elle ne dépasse guère 37°. Dans la nuit qui suit, le malade ne dort pas, il est agité. Le lendemain matin, on constate de l'exagération de la raideur de la nuque et du Kernig. A la suite de la quatorzième injection, le malade a été pris, au bout de neuf heures, de fièvre, d'agitation, de pâleur, d'une respiration saccadée, d'un pouls petit, incomptable, d'un strabisme très accentué, de perte de connaissance ; ces accidents ont duré une dizaine de minutes, puis se sont atténués et ont été suivis de sueurs abondantes.

Malgré les modifications favorables du liquide céphalorachidien, l'état du malade ne s'est amélioré que très lentement et d'une façon peu sensible.

Le 6 février, il y a 36°5, 36°9, 110-104 pulsations, 40-46 respirations. Le malade reste immobile ; il n'entend rien et paraît mal voir ; il boit bien, mais ne mange pas. Il y a de la raideur de la nuque et un Kernig de moyenne intensité, un peu d'exagération du réflexe rotulien gauche ; il n'y a pas de Babinski ; il existe une escarre fessière ; la vessie est distendue et les mictions se font par rengorgement.

L'examen des oreilles, pratiqué par le médecin aide-major Poyet, est négatif.

L'examen des yeux, pratiqué par le médecin aide-major Lisle, fournit les renseignements suivants : pas de lésions du fundus ; réactions pupillaires à la lumière, à l'accommodation, à la convergence positives ; pupille droite légèrement dilatée et un peu irrégulière ; pupille gauche normale ; strabisme convergent intermittent ; parésie du droit externe droit.

Les ponctions lombaires sont poursuivies sans injections de sérum :

8 février. — Quinzième ponction ; 30 centmètres cubes de liquide clair, hypertendu.

13 février. — Seizième ponction ; 30 centimètres cubes de liquide clair, hypertendu.

19 février. — Dix-septième ponction ; 30 centimètres cubes de liquide clair, hypertendu.

3 mars. — Dix-huitième ponction ; 20 centimètres cubes de liquide clair moyennement tendu.

3

13 mars. — Dix-neuvième ponction ; 12 centimètres cubes de liquide clair de tension normale.

Le liquide céphalo-rachidien retiré au cours de quelques-unes de ces ponctions a présenté les particularités suivantes :

Dates	Cytologie	Albumine	Urée	Chlorures
		Par litre	Par litre	Par litre
8 février	Nombreux leucocytes; lymphocytes et mononucléaires ; quelques poly-mucléaires altérés. Pas de germes.	4 gr. 20	0 gr. 12	8 gr. 48
3 mars	Id.	0 gr. 60	0 gr. 12	6 gr. 72
13 mars	Leucocytes moins nombreux. Mêmes éléments	0 gr. 92	0 gr. 15	»

Les ponctions ont été nécessitées par la persistance des symptômes, notamment de la raideur de la nuque, du Kernig et de la surdité. Peu à peu, l'intelligence s'éveille, l'escarre se cicatrise, la raideur de la nuque diminue, la marche devient possible.

Le 13 mars, l'amélioration est très notable. Le malade est éveillé, il n'a plus de troubles oculaires. La raideur de la nuque a disparu. Le signe de Kernig, d'intensité moyenne, existe, et sa recherche est douloureuse. Les réflexes rotuliens sont un peu exagérés ; il se produit cinq ou six petites secousses consécutives. Il n'y a pas de trépidation épileptoïde de Babinski. La surdité est toujours complète.

On décide d'évacuer le malade sur l'intérieur, le 17 mars.

Mais le 16 mars, dans la soirée, apparaissent des vomissements et une forte céphalalgie. La nuit est mauvaise, agitée.

Le 17 mars, il y a 38°1, 108 pulsations. La nuque est un peu raide et la flexion du cou douloureuse ; les yeux sont douloureux à la pression ; le Kernig est très marqué et sa recherche est douloureuse ; le trajet des sciatiques est douloureux.

A 8 h. 25, une vingtième ponction lombaire retire 35 centimètres cubes de liquide hypertendu, très trouble. Il contient 94 p. 100 de polynucléaires et quelques méningocoques intra et extracellulaires. La culture sur gélose ascite donne de nombreuses colonies de méningocoques. Leur étude, faite par le médecin major de 1re classe Léger, chef du laboratoire de Bactériologie de la ...^e Armée, montre qu'il s'agit de méningocoques vrais : fermentation du maltose, pas de fermentation du lévulose et de la mannite, agglutination très forte à 1 p. 100.

Le pharmacien major Escallon dose :

Albumine............ 6 gr. 80 par litre ;
Urée................ 0 gr. 72 par litre ;
Chlorures........... 6 gr. 72 par litre.

La ponction est suivie de l'injection intrarachidienne de 28 centimètres cubes de sérum antiméningococcique. Dix minutes avant le début de l'injection, on en a introduit sous la peau 2 centimètres cubes. Le sérum est injecté très lentement, à la vitesse moyenne de 1 centimètre cube par minute.

Le sérum ne provoque pas de phénomènes appréciables. Le pouls qui était à 120, au début de l'injection, reste à 116, 128. A la deuxième minute, après le deuxième centimètre. cube, il se produit un tremblement général qui cesse au bout de deux minutes. A la dix-huitième minute, après le vingt-et-unième centimètre cube, le malade se plaint de douleurs dans la nuque, qui sont passagères.

Dans l'après-midi, la température s'abaisse progressivement. A 16 heures, il y a 36°3 et 92 pulsations. Il y a eu un vomissement. La raideur de la nuque et le Kernig sont très marqués.

Dans la nuit, il se produit de l'agitation et de l'insomnie.

Le 18 mars, il y a 36°3, 36°1, 84-88 pulsations. Le malade est calme ; la nuque est raide et le Kernig accentué ; à 8 h. 30, une vingt-et-unième ponction retire 15 centimètres cubes de liquide purulent, jaunâtre, contenant de nombreux polynucléaires mais pas de méningocoques. L'analyse chimique donne :

> Albumine........... 3 gr. 80 par litre ;
> Urée................ 0 gr. 93 par litre ;
> Chlorures.......... 5 gr. 85 par litre.

On injecte 20 centimètres cubes de sérum qui sont très bien supportés.

Le 19 mars, il y a 36°1, 36°3, 62-86 pulsations. La nuit a été très agitée. La raideur de la nuque, le Kernig sont très marqués. Le malade ne voit et n'entend pas.

La ponction lombaire ne retire que quelques gouttes de pus. On introduit en lavages 30 centimètres cubes de sérum dont on laisse environ 15 centimètres cubes.

La journée est mauvaise, le pouls est faible. A 18 heures, il se produit une crise caractérisée par des pauses respiratoires en expiration, avec contracture des muscles abdominaux, petitesse et irrégularité du pouls, refroidissement des extrémités. Elle dure une dizaine de minutes.

Le 20 mars, il y a 36°5, 36°7, 68-84 pulsations, les symptômes sont les mêmes. Le malade maigrit beaucoup d'un jour à l'autre.

Le 21 mars, l'état s'aggrave. Le matin, la ponction ne retire pas de liquide ; on introduit facilement 10 centimètres cubes de sérum. Le soir, la ponction retire quelques gouttes de pus riche en polynucléaires ; on injecte 10 centimètres cubes de sérum.

Le 22 mars, le malade meurt à 5 heures sans phénomènes particuliers, après avoir eu des sueurs profuses et un pouls un peu irrégulier à 120-130.

Autopsie. — L'espace extradure-mérien, dans la région lombaire, est infiltré de sang. Dans toute sa longueur, la moelle est entourée d'une gaîne de pus épais, crémeux, jaunâtre ; elle est ramollie.

A l'ouverture du crâne, la face convexe des hémisphères est congestionnée, sillonnée par des vaisseaux dilatés ; elle n'est pas recouverte de pus. A la face inférieure, dans la région bulbo-protubérantielle, il existe une couche épaisse de pus ; de même, à la face inférieure du cervelet.

Les ventricules latéraux sont remplis de pus qui s'écoule à l'incision ; il reste après l'écoulement un magma purulent épais, verdâtre. Les vaisseaux des parois ventriculaires sont très congestionnés.

OBSERVATION V

Hydrocéphalie et amaigrissement extrême consécutifs à une méningite cérébro-spinale. Mort (M. F. RAMOND. *Presse Médicale,* 14 janvier 1916. Réunion médico-chirurgicale de la ...ᵉ Armée).

Il m'a été donné d'observer un cas de méningite cérébro-spinale à méningocoques dont l'intérêt clinique et anatomique est considérable.

L'évolution clinique a passé par deux phases successives : tout d'abord la méningite a évolué pendant cinq semaines sans présenter de phénomènes remarquables. Grâce à la sérothérapie, le liquide céphalo-rachidien est devenu clair et stérile et la guérison complète en apparence. Puis, dans une seconde phase, de durée sensiblement égale, apparurent des troubles nouveaux et mortels. Le plus frappant était d'ordre trophique ; le malade prenait par jour deux litres de lait, quatre œufs, de la purée de pommes de terre ou des pâtes et, cependant, il maigrissait d'une façon progressive et rapide ; si bien qu'au moment de sa mort, il se présentait sous la forme d'un véritable squelette. Les matières étaient cependant normales, les urines faiblement albumineuses. En même temps s'observaient des troubles nerveux affectant les systèmes psychiques, moteurs, sensitifs, sensitivo-sensoriels, trophiques. Le malade tomba progressivement dans une torpeur profonde, comprenant mal les questions posées et y répondant à peine ; il semblait en proie à un sommeil invincible. Les membres, sans être contracturés, étaient raides et dans l'extension continue ; le signe de Kernig s'observait comme au début de la méningite et les réflexes tendineux étaient très affaiblis. La sensibilité était émoussée à toutes les excitations. Les pupilles apparaissaient moyennement dilatées, et la vue diminuée, de même que l'audition. Il y avait de l'incontinence vésicale et, quinze jours avant la mort, survinrent des escarres sacrées et trochantériennes.

Le liquide céphalo-rachidien était cependant toujours clair et aseptique, quoique cependant peu abondant à chaque ponction : les méninges semblaient absorber lentement le sérum antiméningococcique, puisqu'on le retrouvait encore en partie au bout de quarante-huit heures.

Si l'on injectait une quantité égale, ou très légèrement supérieure de sérum à celle du liquide soustrait, le malade éprouvait une céphalée intense, les pupilles devenaient énormes, et de légères secousses des membres survenaient ; une fois même nous pûmes assiter à une véritable crise épileptiforme.

Le malade mourut dans le coma progressif. Les méninges, le cerveau et la moelle étaient sains en apparence ; mais, à l'incision du cerveau, on put constater une distension considérable des deux ventricules latéraux et du troisième ventricule, à l'exclusion du quatrième, par un liquïde clair et aseptique ; la paroi épendymaire était œdématiée et peu vascularisée ; les plexus choroïdes étaient aplatis, décolorés, d'aspect lavé. Il s'agissait donc d'une forte hydrocéphalie, à en juger par la quantité du liquide écoulé et par la dimension très accusée des ventricules. Ce fut la seule lésion observée, puisque les autres viscères étaient d'apparence normale ; ce fut donc la cause de la mort par cachexie progressive.

OBSERVATION VI (personnelle)

Méningite cérébro-spinale aiguë propagée aux ventricules latéraux. Ependymite et choroïdite aiguës suppurées. Méningite basilaire et spinale suppurées. Mort.

Bau..., 19 ans, soldat au ...ᵉ d'artillerie, est envoyé en observation à l'Hôpital de la Butte, le 10 mars 1916. Sa maladie a débuté brusquement dans la nuit du 9 au 10 par de la céphalée et des vomissements. Mais comme le malade n'a pas de raideur, on n'ose porter le diagnostic de méningite et on envoie le malade à l'hôpital aux fins d'isolement.

A 15 heures, les symptômes se précisent : la céphalée est intense, la nuque est raide. on trouve le signe de Kernig et le malade vomit un peu. La fièvre atteint 39°6 (Pl. III). La ponction lombaire s'impose par conséquent au double point de vue diagnostique et thérapeutique. Elle montre que le liquide céphalo-rachidien est opalescent, comme dans la

méningite cérébro-spinale. Par conséquent, sans attendre
la réponse du laboratoire, on injecte 20 centimètres cubes
de sérum spécifique.

11 mars. — La nuit a été assez bonne, mais le malade a
toujours mal à la tête. Chez lui la prostration est extrême et
constitue le symptôme dominant de sa maladie. Il y a aussi
un faible degré de photophobie ; en tout cas, il y a d'assez
vives douleurs, chaque fois, qu'on comprime les globes
oculaires. La nuque et le rachis forment une barre rigide
qu'on déplace en masse. Le signe de Kernig est positif sous
toutes ses formes. Le malade ne vomit plus. L'intelligence
est intacte. L'examen microscopique du liquide céphalo-
rachidien retiré hier a confirmé l'hypothèse clinique. Les
polynucléaires sont nombreux et contiennent de nombreux
diplocoques intra et extracellulaires ne prenant pas le
Gram, vraisemblablement des méningocoques. La ponction
lombaire retire 20 centimètres cubes de liquide louche sans
pression. On injecte à la place 20 centimètres cubes de
sérum. Aucun incident dans le reste de la journée.

12 mars. — La nuit a été bonne ; la céphalée est moins
vive. T. 38°8, pouls à 112. Le malade va mieux car il est
moins prostré, moins raide et s'intéresse un peu à ce qu'il
voit autour de lui. Il absorbe volontiers du lait et le digère
bien. La respiration est régulière. Par ponction, on retire
encore 20 centimètres cubes de liquide très trouble, et on
injecte 20 centimètres cubes de sérum. Aucun malaise
consécutif.

13 mars. — La nuit a été assez mauvaise ; le malade a
eu de violents maux de tête. Aussi, ce matin est-il somnolent et affaissé. La fièvre atteint 38°8, les globes oculaires
sont douloureux à la pression. La raideur de la nuque et
le signe de Kernig sont des plus nets. En revanche, l'après-
midi est meilleur, malgré la fièvre qui atteint 39°9.

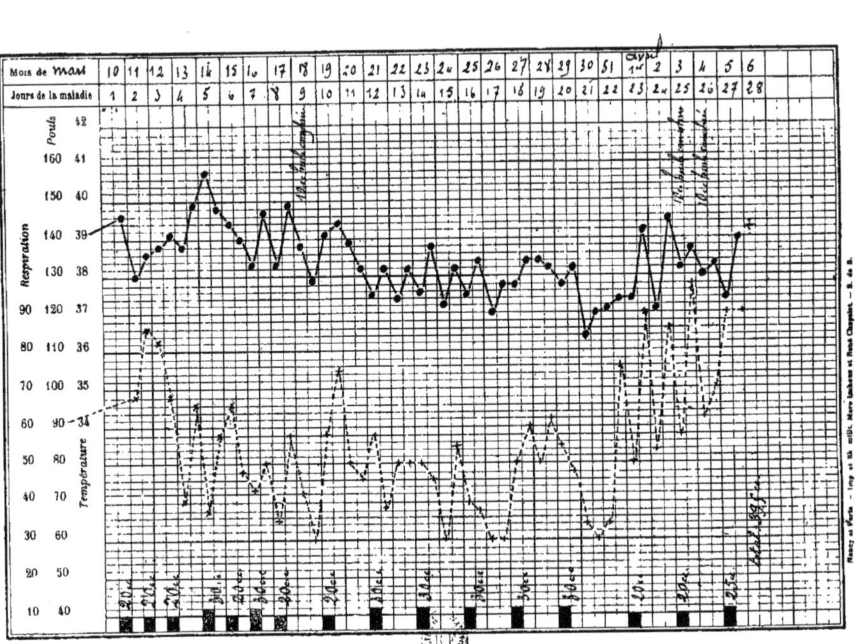

Mois de mars 10 11 12 13 14 15 16 17 18 19 20 21 22 23 24 25 26 27 28 29 30 31 Avril 1er 2 3 4 5 6
Jours de la maladie 1 2 3 4 5 6 7 8 9 10 11 12 13 14 15 16 17 18 19 20 21 22 23 24 25 26 27 28
Pouls
Respiration
Température
42 41 40 39 38 37 36 35 34
160 150 140 130 120 110 100 90 80 70 60 50 40
90 80 70 60 50 40 30 20 10
Nancy et Paris - Imp. et Lit. réun. Marc Imhaus et René Chapelot. - S. de B.

14 mars. — T. 40°8. pouls à 68. Encore une nuit mauvaise. Beaucoup de céphalée, mais pas de vomissements. Les yeux sont douloureux à la pression, mais pas de photophobie. La nuque et le dos sont toujours raides. Le malade a tout son bon sens. Par ponction lombaire on retire 30 centimètres cubes de liquide très louche, et on injecte 20 centimètres cubes de sérum. Bien que pratiquée avec lenteur, l'injection de sérum est très douloureuse et le malade accuse de vives douleurs des jambes et du dos.

15 mars. — T. 39°4. Le malade a souffert de la tête pendant toute la nuit. Il a peu dormi. Ce matin, même état. Il semble cependant que la prostration soit moins intense. Nouvelle ponction lombaire : on retire difficilement 20 centimètres cubes de liquide céphalo-rachidien encore jauni par le sérum et on injecte une quantité égale de sérum antiméningococcique. Le soir, le malade n'a plus que 39°.

16 mars. — T. 38°3. — Le malade a mieux dormi. Cependant la prostration est toujours grande et la raideur intense. -Par ponction lombaire on retire 32 centimètres cubes de liquide très louche. On injecte 30 centimètres cubes de sérum. Le soir 39°7.

17 mars. — Le malade n'a plus mal à la tête, et il a bien dormi cette nuit. La langue est assez belle, humide ; il n'y a plus de vomissements ni même de nausées. On obtient facilement une selle par lavement. Le liquide céphalo-rachidien est toujours trouble. On en retire péniblement 20 centimètres cubes et on injecte une quantité équivalente de sérum.

18 mars. — La prostration a cessé. Les signes cardinaux de méningite sont moins accentués. La fièvre semble se rapprocher de la normale. Journée bonne.

19 mars. — Même situation favorable. Une nouvelle ponction lombaire ramène 22 centimètres cubes de liquide

presque clair ; on injecte à la place 20 centimètres cubes
de sérum. Aucun malaise consécutif. Le soir T. 39°4.

20 mars. — Le malade a passé une bonne nuit et va bien
ce matin. On incise un petit abcès de la face externe de la
cuisse droite. Le pus qui en sort contient uniquement des
staphylocoques.

21 mars. — Continue à bien aller. Par ponction lombaire,
on retire 32 centimètres cubes de liquide céphalo-rachidien louche et on injecte 30 centimètres cubes de sérum
antiméningococcique. L'injection provoque une céphalée
assez vive qui dure jusqu'au milieu de l'après-midi. Le
soir T. 38°2.

22 mars. — Nuit bonne. Ce matin, le malade est de nouveau prostré et assoupi. Pas de céphalée, mais les yeux sont
douloureux à la pression. Quant à la raideur, elle est toujours notable, mais n'intéresse que la nuque et le dos.

23 mars. — Même état. La prostration est même plus
grande qu'hier. Il n'y a pas de fièvre. Le malade s'alimente
mal. La constipation cède difficilement aux lavements.
Ponction lombaire : on retire 34 centimètres cubes de
liquide céphalo-rachidien moins trouble que la fois précédente et on injecte 30 centimètres cubes de sérum. L'injection est bien supportée.

24 mars. — Le malade va bien.

25 mars. — La nuit a été calme. Le malade va bien ce
matin. Nouvelle ponction lombaire. On retire un peu plus
de 30 centimètres cubes de liquide céphalo-rachidien encore
opalescent et on injecte à la place 30 centimètres cubes de
sérum spécifique. Un peu d'agitation après l'injection.
B..... se plaint de la tête et des lombes. Une piqûre de
morphine calme ces malaises. T. 38°4.

26 mars. — Le malade a un peu dormi. Il est plus éveillé
et paraît aller mieux ce matin. Journée bonne,

27 mars. — 37°8 ce matin comme hier soir. Cette absence de rémission matinale doit faire craindre une élévation thermique pour le soir. A 17 heures, le malade a 38°4. La ponction lombaire ramène 30 centimètres cubes de sérum. Après l'injection, le malade se plaint de céphalée, mais une piqûre de morphine calme rapidement ce symptôme.

28 mars. — Nuit calme. Même tableau clinique que précédemment, à savoir : un peu d'affaissement, des crises de céphalée variables en durée et intensité, de la douleur à la compression des globes oculaires, de la raideur de la nuque, du signe de Kernig, de la constipation. Le pouls bat à un rythme variable sans valeur pronostique. Il apparaît, de toute évidence, que la sérothérapie n'exerce pas sur le malade l'influence bienfaisante que l'on peut remarquer sur d'autres. Quelque chose entrave son action.

29 mars. — Même état. Le liquide céphalo-rachidien ne devient toujours pas clair, on en retire facilement 30 centimètres cubes et on injecte 30 centimètres cubes de sérum. L'injection ne donne lieu à aucun malaise immédïat. A 18 heures, la situation est moins favorable : la céphalée est très violente et l'agitation est extrême. T. 38°2, pouls à 78. La morphine ne calme pas le malade. A 19 heures, il délire, à 20 heures son agitation est si grande qu'il faut le maintenir de force au lit. On pratique une ponction lombaire qui donne issue à 30 centimètres cubes de liquide céphalo-rachidien sans pression et teinté en jaune par le sérum. Après la décompression, le malade revient à lui et recouvre sa connaissance. Il pousse encore quelques cris et s'agite un peu dans la nuit, mais les mouvements désordonnés ont cessé et le personnel qui le soigne peut prendre du repos.

30 mars. — Bau..... va aussi bien que possible. Il est très calme maintenant, mais sa prostration est extrême.

T. 36°4, pouls à 64. Il paraît souffrir un peu de céphalée. Les globes oculaires sont un peu douloureux à la pression. La raideur de la nuque et du dos, le signe de Kernig sont des plus accentués. Les quatre membres paraissent quelque peu raides. Constipation. Le malade n'a pas uriné depuis hier. Il faut le sonder. Cette opération donne un litre d'urine claire.

31 mars. — T. 37°1, pouls à 64. Il y a plus que de la prostration et de la somnolence ; le malade, ce matin, est dans un véritable état d'hébétude, il regarde sans les voir ceux qui l'entourent, son facies est un peu stupide et les réponses qu'il donne aux questions posées sont incohérentes. Bau..... paraît avoir encore de la céphalée ; sa nuque et son dos forment toujours un bloc inébranlable, les membres ont aussi un peu de raideur. Le pouls est faible. Jusqu'à minuit, le malade est calme.

1er avril. — A partir de minuit apparaît un délire doux et, quand nous voyons le malade, dès le matin, cet état dure encore. La prostration, la somnolence et l'hébétude existent au même degré. Les pupilles sont fortement dilatées, il y a de la photophobie et toujours de la douleur à la compression des globes oculaires. On note aussi du mâchonnement, des alternatives de rougeur et de pâleur de la face, mais on n'obtient pas de raïe vaso-motrice nette. La respiration subit des arrêts fréquents réalisant un rythme de Cheyne-Stokes à très court cycle. Il semble que le malade soit encore plus raide qu'hier. Nouvelle ponction lombaire : au début de l'intervention, le liquide arrive absolument limpide, à partir du quinzième centïmètre cube il devient louche, puis vers le quarantième, il est teinté par du sang. On injecte 20 centimètres cubes de sérum antiméningococcique. Un instant après, on pratique le cyto-diagnostic du liquide céphalo-rachidien : il y a prédominance des

mononucléaires et des lymphocytes sur les polynucléaires ;
il n'y a pas de microbes. D'autre part, l'analyse chimique
donne les renseignements suivants :

Albumine, 1 gr. 2........
Sucre, traces non dosables ⎫ en quantités rapportées
Chlorures, 5 gr. 12........ ⎪
Cendres, 6 gr. 45........ ⎬ au litre.
Extrait, 11 gr. 4......... ⎭

Ce sont là des résultats troublants puisque leur ensemble
signifie tuberculose et non plus méningite à méningocoques. Cependant cette hypothèse ne nous arrête pas outre
mesure. Il est possible, en effet, que de multiples injections
intrarachidiennes de sérum modifient la composition chimique des liquides neuro-protecteurs. D'autre part, le
malade n'a aucun signe de tuberculose. Aussi décidons-
nous de persévérer dans la voie que nous avons choisie et
de continuer la sérothérapie.

2 avril. — Ce matin, le malade est assez calme, mais
l'agitation reparaît en fin d'après-midi. Pas de fièvre à
6 heures, mais dans la journée, la température monte
progressivement pour atteindre 39°5 à 17 heures. En même
temps le pouls passe de 84 à 116. A la fin de la journée, le
malade recommence à délirer.

3 avril. — La nuit a été très mauvaise, mais depuis le
lever du jour le malade est plus calme. T. 38°2, pouls à 88.
Il sort un peu de sa torpeur et souffre moins de la tête. Les
raideurs restent ce qu'elles sont depuis plusieurs jours.
Il n'y a ni convulsions, ni secousses. Le malade ne vomit
pas mais garde sa constipation. A un moment donné de
la journée, le malade urine au lit sans s'en apercevoir. On
est frappé du trouble présenté ce jour-là par le liquide
céphalo-rachidien ; mais, fait particulièrement intéressant,

du liquide retiré par une ponction dorsale haute est moins opalescent que le liquide retiré par les lombes. Aussi fait-on deux injections sériques de 10 centimètres cubes chacune ; l'une dans les lombes au lieu d'élection, et l'autre entre la cinquième et la sixième dorsale. Le soir, le malade a 38°7 et délire.

4 avril. — La nuit a été très mauvaise. Le malade a déliré sans cesse, s'est levé à plusieurs reprises et, depuis minuit, il faut constamment le maintenir au lit. Il est toujours très raide et ses membres sont un peu difficiles à plier. Entre les crises de délire, le malade est plongé dans une torpeur profonde. Le pouls faiblit et son maintien exige l'emploi de nombreuses doses d'huile camphrée.

5 avril. — Les alternatives de torpeur et de délire dominent toujours la scène clinique. On pratique la ponction rachidienne simultanément aux deux points mentionnés plus haut : le liquide dorsal est presque clair, le liquide lombaire est encore louche et fortement teinté en jaune par le sérum (centrifugation). On retire en tout 30 centimètres cubes de liquide et l'on injecte 10 centimètres cubes de sérum par la ponction haute et 15 centimètres cubes par la ponction basse. A 15 h. 30 se produit une crise de convulsions qui dure un quart d'heure : le malade tombe dans un état syncopal, le facies est pâle, le pouls très irrégulier, la respiration saccadée et intermittente. En même temps les membres se raidissent dans l'extension et, la crise passée, conservent une forte raideur. A 17 heures nouvelle crise durant une demi-heure. A ce moment, nous sommes persuadés (un peu tard et nous l'avouons) qu'il y a méningite ventriculaire, mais le malade est dans un état si grave que nous craignons de le perdre avant l'intervention chirurgicale, sinon à cause d'elle. T. 39°, pouls à 120. D'ailleurs, à 20 heures, nouvelles convulsions. Le malade est dans un coma profond, il n'a plus de réflexe cornéen, ses membres sont raides, sa respiration rare, entrecoupée, profonde. Puis survient une accalmie de quelques heures pendant lesquelles le pouls n'est maintenu qu'à force de spartéine, d'éther et d'huile camphrée.

6 avril. — A 5 heures du matin apparaissent des râles trachéaux, le malade fait une courte agonie et meurt à 6 heures.

Autopsie. — Le cadavre présente un état de maigreur considérable. On brise les arcs postérieurs des vertèbres pour ouvrir le canal rachidien ; le cordon nerveux apparaît alors engaîné dans la dure-mère. Celle-ci est congestionnée et par places un peu épaissie. Dès qu'on fend cette membrane du liquide céphalo-rachidien très louche s'écoule. Il met à nu de grands placards de pus jaunâtre collés contre la moelle et fortement adhérents. Le pus est plus abondant autour de la demi-circonférence postérieure de la moelle qu'autour de sa demi-circonférence antérieure. L'aspect du cordon nerveux est uniforme dans toute sa hauteur.

Mais quand on le débarrasse de sa gaîne de pus on y trouve des lésions différentes selon les segments examinés. La moelle lombaire est tuméfiée et œdémateuse, des vaisseaux serpentent à sa surface, très augmentés de volume ou plus apparents qu'à l'état normal.

A la coupe l'organe est diffluent et ramolli à un point tel que par endroits il paraît avoir subi un début de fonte purulente. Il y a aussi un peu de pus sur quelques-uns des éléments nerveux de la queue de cheval.

Le même aspect se retrouve sur la moelle dorsale à sa partie moyenne. Là aussi la moelle paraît pénétrée superficiellement par l'infiltration purulente, mais il faudrait le microscope pour le démontrer. En tout cas, elle est œdémateuse, s'aplatit et s'étale quand on la coupe.

La substance grise a son aspect normal. Le canal de l'épendyme n'est pas dilaté.

L'examen du cerveau est très instructif. Avant même que soit ouverte la dure-mère cranienne, le cerveau paraît comme augmenté de volume et très congestionné. La dure-mère est tendue, élastique ; de gros cordons bleuâtres rampent en dessous d'elle. On ouvre les méninges, quelques gouttes de liquide s'échappent ; au contraire, quand on enlève le cerveau de la boîte cranienne beaucoup de liquide céphalo-rachidien s'écoule des lacs arachnoïdiens de la base.

Le cerveau est mou et s'étale sur la table d'autopsie. Le cortex hémisphérique est très congestionné surtout à droite. Il existe de nombreuses suffusions hémorragiques de petite taille, punctiformes, grandes comme une lentille ou comme un franc.

La congestion est un peu moins accentuée et les hémorragies sont moins nombreuses sur l'hémisphère gauche. Il n'y a pas de pus sur le dôme hémisphérique.

Sur la base de l'encéphale l'œdème et la suppuration dominent. Autour du chiasma optique beaucoup d'œdème et infiltration gélatiniforme. Le même exsudat s'étale sur les pédoncules cérébraux et sur la protubérance, il se prolonge sur les lobes latéraux du cervelet. Il prend autour du bulbe et sur le toit du quatrième ventricule un aspect nettement purulent. Autour du point d'attache de la moelle épinière au bulbe, la gaîne purulente est particulièrement épaisse et pendant les derniers jours de la vie oblitérait certainement le trou occipital. Les scissures de Sylvius ne sont pas atteintes par la suppuration sauf la scissure gauche vers l'origine de laquelle la nappe gélatiniforme de la base envoie un mince prolongement.

Il n'existe aucun signe anatomique de méningite tuberculeuse.

La coupe des hémisphères (Flechsig) donne les renseignements suivants : il y a de la congestion à l'intérieur de la substance cérébrale comme il y en a à l'extérieur.

A l'ouverture du ventricule latéral droit du liquide céphalo-rachidien nettement purulent s'échappe en abondance. Le ventricule latéral est sensiblement dilaté, la substance cérébrale est moins épaisse qu'à l'état physiologique. Sans doute, il n'existe pas dans ce cas d'hydrocéphalie caractérisée, mais du moins ce processus pathologique est amorcé et l'on peut prévoir ce qui serait arrivé au point de vue anatomique si Bau..... avait vécu encore quelque temps. Il y a du pus jaune clair çà et là dans le ventricule latéral, mais il prédomine dans la corne postérieure et surtout tapisse à la façon d'une fausse membrane tout l'ensemble des plexus choroïdes intraventriculaires.

De plus, le trou de Monro est presque totalement oblitéré par le pus.

L'épendyme ventriculaire est très congestionné et gélatineux. En somme, il y a de l'épendymite ventriculaire et de l'empyème cérébral.

L'ouverture du ventricule latéral gauche permet des constatations du même genre, mais les lésions sont moins accentuées. La dilatation ventriculaire est moins évidente. Quant à la suppuration, elle existe au même degré et à gauche comme à droite c'est une véritable gangue de pus qui enveloppe les plexus choroïdes et qui tapisse la corne postérieure. Le trou de Monro est notablement rétréci par une plaque purulente collée à son pourtour.

Le troisième ventricule ne présente rien de spécial ; il communique mal avec les ventricules latéraux, mais facilement avec l'aqueduc de Sylvius.

L'autopsie des autres appareils ne fournit aucune indication utile sur les causes de la mort.

OBSERVATION VII

*Méningite à méningocoques. Evolution ventriculaire à l'état
isolé. Trépano-ponction. Broncho-pneumonie. Mort*
(MM. Noel, Fiessinger et Edgar Leroy. *Journal des Praticiens*, 27 mai 1916).

Un territorial de 44 ans fait une méningite cérébro-
spinale à début progressif. Nous le voyons au sixième jour
de sa maladie avec un syndrome au complet. Le liquide
céphalo-rachidien est trouble, contient un fort culot de
polynucléaires et des méningocoques que nous avons culti-
vés et identifiés. Il est traité par des injections intra-rachi-
diennes de sérum antiméningococcique dont il reçoit 180
centimètres cubes en cinq injections.

Au onzième jour après ce traitement, le liquide est plus
clair, les polynucléaires persistent en moins grand nombre ; mais les méningocoques ont entièrement disparu.

Il ne s'est produit cependant aucune amélioration. La
contracture méningée s'accuse, au contraire. La température continue à osciller entre 39° et 40°.

Au quatorzième jour, apparaît une escarre et quelques
vomissements qui persistent les jours suivants.

Au seizième jour, le genou droit est distendu par du
liquide.

C'est alors que progressivement notre malade tombe
dans un coma complet. Sa face est animée de grimace-
ments simulant des tics, les réflexes tendineux sont diminués, l'état méningé persiste. La température est à 40°,
la langue est sèche et cependant les ponctions lombaires,
répétées à plusieurs reprises, font retirer un liquide trouble
avec culot peu abondant de polynucléaires, mais sans
méningocoques, même à la culture. La marche de cet état

cérébral contraste avec l'amélioration certaine du liquide céphalo-rachïdien.

Au vingt-et-unième jour, nous demandons à M. le Professeur Gaudier, médecin-chef, de pratiquer une trépano-ponction. Celle-ci est faite sous une faible anesthésie chloroformique. Elle n'est marquée par aucun incident : petite trépanation à la gouge au niveau de la région pariétale droite, à 10 centimètres de la ligne médiane, ponction ventriculaire à l'aiguille de Tuffier montée sur une seringue en verre, on aspire 10 centimètres cubes de liquide céphalo-rachidien trouble et on injecte 20 centimètres cubes de sérum antiméningococcique. Les suites de cette intervention ne sont marquées d'aucun incident nouveau ; mais notre malade n'est pas amélioré et succombe deux jours plus tard.

C'est que notre intervention avait été pratiquée trop tard. Une bronchite était apparue, sans dyspnée, deux jours auparavant ; il s'agissait, en réalité, d'une broncho-pneumonie nodulaire étendue du poumon droit avec début de pleurésie suppurée. Le genou droit était, de plus, le siège d'une arthrite suppurée que nous traitâmes par une injection de sérum antiméningococcique.

Ces complications associées à une surrénalite aiguë, découverte à l'autopsie, n'étaient pas pour favoriser une amélioration de l'état général.

Tout l'intérêt de cette observation réside dans un renseignement important fourni par l'opposition du liquide ventriculaire et du liquide sous-arachnoïdien. Tandis que le liquide sous-arachnoïdien contenait des polynucléaires, plus ou moins altérés, sans méningocoques, le liquide ventriculaire ne contenait pas de polynucléaires, mais des cristaux aciculés insolubles dans l'alcool, dans l'éther ou dans l'eau, sur la nature desquels nous ne sommes pas fixés, quelques très rares leucocytes mononucléés en voie de cytolyse et de nombreux méningocoques extracellulaires ayant donné une culture positive. Cette différence de constitution des deux liquides témoignait de l'indépendance de leurs cavités et suffisait pour légitimer la trépano-ponction.

Le lendemain de cette intervention, le liquide sous-arachnoïdien obtenu par voie lombaire contenait de nouveau quelques méningocoques que l'on est en droit d'attribuer peut-être à un ensemencement léger par la piqûre. Quoi qu'il en soit, on fit une nouvelle injection de sérum par voie rachidienne qui ne fut suivie d'aucun effet favorable.

A l'autopsie, la trépano-ponction n'avait provoqué aucune réaction méningée locale ; on n'a retrouvé qu'avec peine le point d'entrée dure-mérien et pas du tout le point d'entrée cérébral. Il existait une méningite fibrino-purulente avec exsudats basilaires et adhérences multiples au niveau du toit du quatrième ventricule justifiant l'hypothèse d'une obstruction des trous de Luschka et de Magendie. Le canal épendymaire était dilaté. On constatait une dilatation notable des ventricules cérébraux, sans congestion de l'épendyme ventriculaire. Les plexus choroïdes étaient lavés et peu congestionnés, sans exsudat purulent.

OBSERVATION VIII

Méningite cérébro-spinale prolongée et méningo-épendymite nécessitant la trépano-ponction. Mort (M. F. RAMOND. Société Médicale des Hôpitaux de Paris, 5 mai 1916).

Le nommé P....., âgé de 27 ans, entre à l'Hôpital Février, le 12 février 1916, dans le service de M. Dibos, au quatrième jour d'une méningite cérébro-spinale typique ;

le liquide céphalo-rachidien est purulent et renferme du
méningocoque à l'état de pureté. On injecte 40 centimètres
cubes de sérum spécifique tous les deux jours pendant huit
jours ; le liquide s'éclaircit, devient opalescent, sans arriver
cependant à la limpidité absolue ; il ne renferme plus de
méningocoques. La température de 39° au début tombe à
38°, le malade paraît très amélioré, et le docteur Dibos
suspend les injections de sérum pendant cinq jours. A ce
moment là, la température monte à nouveau à 38°8, la
céphalée reparaît et le liquide redevient louche, renfermant
des méningocoques authentiques. Nouvelle injection de
sérum, amélioration consécutive avec disparition du
méningocoque et chute de la température à 37°2, 37°5 en
moyenne, pendant neuf jours ; puis reprise de la fièvre et
des signes méningés, de la purulence du liquide, septique
à nouveau. Le docteur Dibos entreprit alors une cure éner-
gique au sérum, injectant 240 centimètres cubes en dix
jours. La température parut influencée d'une façon favorable, puisqu'elle tomba définitivement à 37° ; mais en
même temps l'état s'aggravait : céphalée progressive,
subdélire passager, tendance à la torpeur, raideur de la
nuque et des membres sans exagération marquée des
réflexes, apparition de plaques rouges aux fesses, dans la
région sacrée et au coude, pouls rapide. Vers le quarante-
cinquième jour de la maladie, apparut de la rétention
d'urine en même temps que la torpeur devenait de plus en
plus marquée.

En présence de ces divers symptômes : torpeur progressive, raideur généralisée, troubles sphinctériens, tendance
aux escarres rapides, M. Dibos conclut à l'existence d'une
épendymite, et me fit passer le malade, aux fins d'une
trépano-ponction des ventricules latéraux, suivie de
l'injection du sérum antiméningococcique.

Lors de mon examen, le malade était dans une torpeur à peu près absolue, ne répondant pas aux questions ; les paupières fermées, les pupilles en état de myosis, raideur généralisée à tous les muscles sans exagération des réflexes : ventre rétracté, constipation opiniâtre, vessie incontinente, rougeur de la surface de la paume de la main ; température 37°, pouls à 120, liquide céphalo-rachidien fortement trouble.

Malgré la gravité de l'état, et en présence de l'inefficacité des injections intrarachidiennes de sérum, je pratique le soir même, avec l'aide du docteur Français, une double trépanation des ventricules latéraux d'après la technique déjà exposée dans une précédente séance. On retire de chaque ventricule environ 30 centimètres cubes de liquide opalescent sous tension, et on injecte 10 centimètres cubes de sérum dans chaque ventricule.

Immédiatement après, le malade sort de sa torpeur, ouvre les yeux, reconnaît son entourage, et prononce quelques paroles sensées. La circulation veineuse collatérale du cuir chevelu (1), très marquée auparavant, disparaît complètement. Quelques heures après, le patient demande à boire, s'informe de l'hôpital qu'il venait de quitter, accuse un bien-être général marqué. La raideur musculaire n'existe plus ; cependant il y a toujours de l'incontinence d'urine, et le pouls se maintient à 120, alors que la température est normale. Il s'endort cinq heures après l'opération, passe une bonne nuit et le matin, au réveil, il réclame à manger. L'amélioration persiste jusqu'à midi. A ce moment là, la température remonte, la torpeur survient, et le malade succombe le lendemain matin dans le coma progressif.

(1) Chez un malade, qui a guéri par la sérothérapie rachidienne simple, nous avons observé pendant quelques jours une circulation collatérale excessive qui a disparu avec la guérison (L. CAUSSADE).

L'autopsie est pratiquée en présence du médecin aïde-major Mestrezat. Le cerveau est simplement congestionné, sans trace de pus à sa surface. Le pus n'apparaît qu'au niveau du quatrième ventricule (ainsi que le montre la figure ci-jointe), s'étale sur toute la face inférieure du cervelet et un peu sur le bord postérieur, puis glisse sur les bords latéraux du bulbe, pour s'étaler en large nappe sur la face antérieure du bulbe et de la protubérance, et descend vers la moelle, dont il n'occupe que la face postérieure laissant toute la face antérieure absolument intacte ; il adhère à peine à la face postérieure, et s'en détache facilement par un simple lavage. Dans le cul-de-sac inférieur, il forme une poche assez volumineuse. Les ventricules latéraux sont distendus par un liquide abondant, qui suit les règles de la sédimentation, c'est-à-dire qu'il est opalescent à sa partie supérieure, et franchement louche à sa partie inférieure, où l'on remarque de nombreux flocons de pus, abondants surtout dans la zone occipitale. Les trous de Monro sont perméables, les troisième et quatrième ventricules sont remplis de liquide simplement trouble, sans trace de pus.

OBSERVATION IX (personnelle)

Rechute dans la méningite cérébro-spinale après dix-sept jours d'apyrexie. Nouvelle évolution spinale, basale, puis méningo-épendymaire. Méningo-épendymite aiguë suppurée. Trépano-ponction et lavage cérébro-spinal au sérum spécifique. Mort.

Boi......, 19 ans (classe 1917), entre le 3 mars à midi à l'Hôpital de la Butte pour fièvre, céphalée intense et vomissements. Ces symptômes ont apparu brusquement dans la nuit du 1er au 2 ; hier, le malade a été exempt de service,

aujourd'hui il souffre horriblement, vomit, saigne du nez.
J'examine le patient dès qu'il arrive. Il est couché sur le
flanc, en chien de fusil, et tourne le dos à la fenêtre. La
tête est rejetée en arrière, ses yeux sont fermés. La céphalée, qui vient par crises, lui fait pousser, d'instant en
instant, un gémissement lugubre et prolongé. Essaie-t-on
d'asseoir le malade ? La tête, la nuque et le rachis forment
un bloc solide et raide qu'on relève d'une pièce ; en même
temps les membres inférieurs se mettent dans la flexion
caractéristique qui constitue le signe de Kernig. Il y a de la
douleur à la compression des globes oculaires, le ventre est
un peu rétracté, il y a de la constipation. La température
est de 38°2, le pouls bat à 88, mais varie de minute en
minute (Pl. IV).

Donc, l'hypothèse qui s'impose est celle d'une méningite
aiguë ; et puisque l'intelligence reste parfaite et que la
maladie a eu un début foudroyant, il paraît logique d'attri-
bur au méningocoque le rôle essentiel dans l'étiologie des
accidents observés.

Aussitôt je fais une ponction lombaire ; le liquide
céphalo-rachidien vient facilement sans pression anormale
apparente, mais il est très trouble, laiteux, presque purulent. Il contient passablement d'albumine, beaucoup de
polynucléaires frais et de nombreux diplocoques intra et
extracellulaires ne prenant pas le Gram, vraisemblablement des méningocoques. J'injecte 20 centimètres cubes
de sérum spécifique (Institut Pasteur), et le malade est
mis tête basse par élévation des pieds du lit pendant deux
heures. On place en même temps en permanence sur le
sommet du crâne une vessie de glace, on donne un peu de
lait et l'on tient à proximité une ampoule de morphine au
cas où la céphalée deviendrait intolérable. Il n'en est rien ;
au contraire, la nuit est assez bonne.

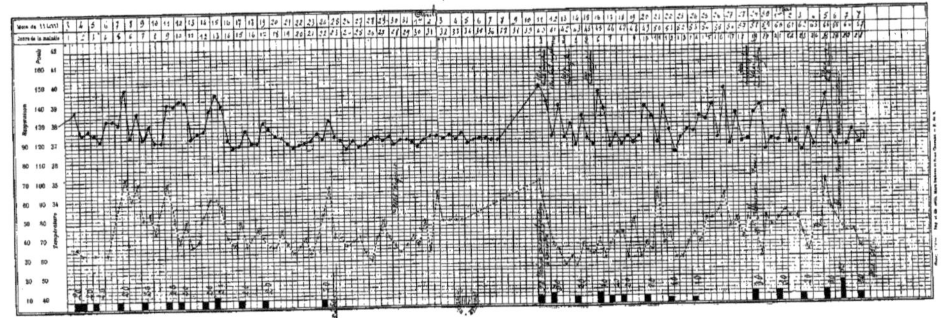

4 mars. — Le lendemain, le malade va assez bien. Il souffre moins de la tête et garde les yeux ouverts. La compression des globes oculaires est encore très douloureuse. La raideur de la nuque, l'opisthotonos, le signe de Kernig conservent la même intensité. On note ce jour-là que la respiration est du type méningitique de Biot. Le ventre est toujours rétracté, il y a toujours de la constipation, mais il ne s'est plus reproduit de vomissements. La température évolue dans une direction favorable : 37°7 le matin ; le pouls est à 64. Ponction lombaire à 11 heures : on retire sans pression notable 25 centimètres cubes de liquide céphalo-rachidien, un peu moins laiteux que la veille ; on injecte 20 centimètres cubes de sérum antiméningococcique. Aucun incident remarquable dans la fin de la journée. La nuit est assez bonne ; la céphalée en disparaissant permet le retour du sommeil.

5 mars. — T. 37°7 comme la veille à la même heure. Le malade va beaucoup mieux. Une nouvelle ponction lombaire ramène 30 centimètres cubes de liquide céphalo-rachidien sous pression mais à peine trouble. Troisième injection sérique de 20 centimètres cubes. L'injection fait reparaître un peu de céphalée dans l'après-midi, mais ce symptôme cesse au commencement de la nuit.

6 mars. — Le malade présente autour de la bouche et de la narine gauche, sur la peau qui recouvre la branche horizontale du maxillaire inférieur gauche, à gauche du menton et sur le cou du même côté, des bouquets de vésicules d'herpès de taille variable, larges comme une lentille ou grandes comme un franc. Beaucoup de ces vésicules sont déjà en pleine suppuration. Malgré ce symptôme (fréquent d'ailleurs dans la méningite cérébro-spinale), malgré une nouvelle ascension thermique (T. 38°4, pouls 64), l'état du malade ne paraît pas aggravé ; les raideurs persistent sans doute, mais du moins il n'y a ni vomissement, ni céphalée, la langue est assez bonne et la digestion normale ; le ventre est souple et la constipation facile à vaincre par un lavement journalier.

7 mars. — Le malade dit qu'il va bien. Le pouls est monté à 80, au contraire, la fièvre n'est que de 38°2. Aucun signe physique ou fonctionnel nouveau qui puisse inquiéter. La raideur persiste au même degré, les globes oculaires restent sensibles à la pression. Ponction lombaire : on retire 30 centimètre cubes de liquide céphalo-rachidien louche ; on injecte à la place 20 centimètres cubes de sérum. L'injection ne provoque aucun malaise immédiat, mais dans l'après-midi, il semble qu'elle ait fatigué le malade. En effet, celui-ci est très affaissé, somnolent ; il ne s'intéresse pas comme la veille à ce qui l'entoure et il ne prend pas avec l'empressement habituel le lait qu'on lui apporte. T. 40°, pouls à 102.

8 mars. — La nuït a été bonne et Boi..... va de nouveau très bien. T. 37°5, pouls à 92. Pour la première fois, le malade a deux selles spontanées dans la journée. La raideur est toujours notable, mais la compression des globes oculaires produit moins de douleur. L'herpès guérit lentement. Le rythme respiratoire est normal. Le soir, T. 38°8, pouls à 100, sans aucun signe digne d'être retenu.

9 mars. — T. 37°4 ; pouls à 82. Va bien. Ponction lombaire : on retire 25 centimètres cubes de liquide céphalo-rachidien à peine trouble et on injecte 20 centimètres cubes de sérum antiméningococcique. Aucun malaise après l'injection. Le soir, le malade n'a que 38°1. et son pouls bat à 86. En revanche, il y a un peu d'agitation nocturne.

10 mars. — Le malade passe une excellente journée. La raideur de la nuque et le signe de Kernig sont moins marqués.

11 mars. — La céphalée frontale et syncipitale a reparu au petit jour. La fièvre atteint 39°2 et, en même temps qu'elle, le pouls vient de monter à 100. La langue est très blanche, un peu sèche. La pression des yeux éveille à nouveau de vives douleurs, de même la raideur de la nuque et le signe de Kernig croissent en intensité. Mais la respiration est régulière et dans l'ensemble, le malade ne paraît pas aller plus mal. Une sixième ponction lombaire ramène 25 centimètres cubes de liquide céphalo-rachidien toujours laiteux ; on injecte à sa place 20 centimètres cubes de sérum. Le malade a donc reçu jusqu'aujourd'hui 120 centimètres cubes de sérum. Le traitement spécifique provoque dans la soirée les mêmes malaises que précédemment : céphalée, nausées, agitation. T. 39°2. Mais une piqûre de morphine calme une partie des symptômes et le malade dort passablement.

12 mars. — T. 39°4, encore plus qu'hier à la même heure ; pouls à 70. Le malade est toujours très fatigué et se plaint de nausées. Mêmes raideurs. Ponction : on retire 25 centimètres cubes de liquide toujours laiteux et on injecte 20 centimètres cubes de sérum. Le soir. T. 39°3, mais aucun malaise.

13 mars. — La nuit a été bonne et le malade va bien ce matin. Il n'a plus de nausées, et pas de douleur à la compression des yeux ; de même l'herpès cervico-facial est en bonne voie de guérison.

14 mars. — Ce matin la raideur de la nuque et le signe de Kernig prennent la même direction favorable, ils sont moins nets que les jours précédents. On retire 27 centimètres cubes de liquide louche et on injecte 20 centimètres cubes de sérum.

15 mars. — Nouvelle poussée thermique commencée hier soir (39°). Ce matin 39°7, et le pouls du malade est à 92,

Les raideurs augmentent à nouveau. Malgré l'aggravation des symptômes, le malade prétend aller mieux ; de fait son apparence générale est bonne, il n'a pas mal à la tête, il n'a pas vomi et a eu une selle spontanée. Ponction lombaire : on retire 30 centimètres cubes de liquide encore opalescent et on injecte 28 centimètres cubes de sérum. Cette petite intervention n'est suivie d'aucun malaise.

16 mars. — Le malade a passé une nuit excellente. Il n'a pas de fièvre et se sent parfaitement à l'aise. La journée se passe dans les meilleures conditions. Une selle spontanée. Toujours de la raideur de la nuque et du signe de Kernig. L'herpès cervico-facial a presque complètement guéri.

17 mars. — Va très bien. Par ponction lombaire on retire 22 centimètres cubes de liquide céphalo-rachidien ayant encore un léger trouble et on injecte à la place 20 centimètres cubes de sérum. L'injection ne provoque aucun malaise. Seulement, la température atteint le soir 37°8.

18 mars. — Le malade va bien.

19 mars. — L'évolution vers la guérison s'accentue. Ponction lombaire : on retire 22 centimètres cubes de liquide céphalo-rachidien à peine louche et on injecte 30 centimètres cubes de sérum. Aucun malaise consécutif.

20, 21, 22, 23 mars. — Boi..... n'a plus de fièvre. Il paraît entrer en convalescence.

24 mars. — Malgré ces apparences favorables le malade conserve de la raideur de la nuque et du signe de Kernig à un degré vraiment excessif pour un convalescent. De plus, il a toujours un peu d'embarras gastrique : sa langue est blanche, son haleine est fétide, il se plaint de lourdeur épigastrique et de lenteur des digestions. Il est très sourd. En comparant son état à celui de deux méningitiques admis dans la salle le même jour, il paraît plus loin qu'eux de la guérison parfaite.

Voyons le liquide céphalo-rachidien ? Il est clair sans doute, mais il n'a pas encore la limpidité d'eau de roche qui annonce la guérison. Il tient en suspension de petits grumeaux qui, vus au microscope, sont uniquement des amas de lymphocytes sans polynucléaires ni microbes. On injecte à nouveau 20 centimètres cubes de sérum. Aucun malaise consécutif, mais le soir, le malade a 38°3.

25 mars. La nuit a été bonne. Boi..... va bien ce matin. *Il y a maintenant vingt-trois jours qu'il est malade et il a reçu en tout 250 centimètres cubes de sérum.*

26, 27, 28, 29, 30 mars. — Boi..... se sent tout à fait bien ; il a bon appétit, mais il conserve de la raideur de la nuque et du signe de Kernig.

1ᵉʳ avril. — Il commence à se lever.

11 avril. — Le malade, étant convalescent, a fait hier une imprudence. Profitant de l'absence de l'infirmière, il est sorti dans la cour, au froid, et de 19 à 20 heures s'est longuement promené. Il s'est éveillé ce matin avec une céphalée frontale violente et a vomi. T. 40°, pouls à 100. Comme aux premiers jours de la maladie, la nuque et le dos sont à nouveau sensibles et raides ; la compression des globes oculaires éveille de vives douleurs. Il est donc probable que Boi..... fait une rechute de méningite. Je pratique une ponction lombaire au lieu d'élection ; le liquide vient en bavant, il est laiteux, contient de nombreux polynucléaires frais, pas de méningocoques. Cependant, pour absent qu'il soit sur les préparations, il est évident que le microbe doit pulluler quelque part sur les méninges. La reprise du traitement sérothérapique est donc urgente et nécessaire. Mais puisque dix-huit jours se sont écoulés depuis la dernière injection sérique, il faut craindre l'état d'anaphylaxie et, avant toute intervention rachidienne, lever la sensibilisation. Entre tous les moyens préconisés par Besredka pour y parvenir, je choisis la méthode des injections intraveineuses de sérum dilué, 5 centimètres cubes de sérum antiméningococcique additionnés de 45 centimètres cubes d'eau physiologique stérilisée constituent le produit à injecter ; une veine ponctionnée au pli du coude est le lieu d'injection. Le malade reçoit successivement 1 centimètre cube de sérum dilué, quatre minutes après 3 centimètres cubes, deux minutes plus tard 10 centimètres cubes, et enfin après deux nouvelles minutes 25 centimètres cubes. L'opération se passe sans incident sérieux. Cependant entre la deuxième et la troisième injection, de la rougeur de la face, une violente dyspnée, un peu d'étouffement et d'agitation surviennent, ils durent 50 secondes : c'est le choc anaphylactique qui vient de se produire. Aussitôt une nouvelle ponction lombaire donne 30 centimètres cubes de liquide céphalo-rachidien laiteux qu'on remplace sans provoquer de malaise par 23 centimètres cubes de sérum spécifique. Le reste de la journée est mauvais, le malade est très agité, vomit beaucoup et se plaint d'une vive céphalée. Le soir il a 39°2.

12 avril. — La nuit a été assez bonne. Ce matin le malade va mieux. Il n'a plus de céphalée et ne vomit plus. Les yeux sont toujours douloureux à la pression, la nuque et le dos toujours raides. La respiration est bonne. Une selle par lavement. T. 37°4, pouls variable oscillant un peu autour de 68. Par ponction lombaire on retire 38 centimètres cubes de liquide céphalo-rachidien un peu moins trouble qu'hier, et on injecte 30 centimètres cubes de sérum. L'injection ne produit aucun malaise. Le soir B..... a 39°.

13 avril. — La nuit a été bonne. Il n'y a plus de céphalée ni de nausées. On pratique sur le rachis du patient des frictions de pommade au collargol.

14 avril. — Le malade va bien ce matin. La ponction

lombaire ramène 23 centimètres cubes de liquide céphalo-rachidien très clair ; on injecte 20 centimètres cubes de sérum. Aucun malaise consécutif.

15 avril. — Se sent très bien.

16 avril. — La nuit a été bonne, mais ce matin la céphalée a reparu. A 4 heures, le malade a eu un vomissement. La fièvre atteint 39°7, le pouls n'est qu'à 70. Les yeux redeviennent sensibles à la pression, la nuque et le dos sont toujours raides. Encore une ponction lombaire. Le liquide céphalo-rachidien est à nouveau très louche ; on en retire 34 centimètres cubes et on injecte 30 centimètres cubes de sérum. L'injection est douloureuse, et provoque une rougeur intense de la face, de la dyspnée, une sensation d'étouffement, de l'agitation, qui durent un quart d'heure. Le soir, la fièvre n'est qu'à 38°8. La nuit est bonne.

17 avril. — Le malade va mieux. Par ponction lombaire on retire 30 centimètres cubes de liquide céphalo-rachidien à peine louche, mais un peu jaune clair comme s'il contenait du sérum. De fait, la centrifugation ne l'éclaircit point et ne précipite pas de globules rouges. Aussi n'injecte-t-on que 20 centimètres cubes de sérum antiméningococcique. Aucun incident dans le reste du jour.

18 avril. — Malgré l'apyrexie et le bien-être accusé par le malade, nouvelle ponction lombaire qui donne 30 centimètres cubes de liquide clair toujours jauni par le médicament. Injection de 20 centimètres cubes de sérum.

19 avril. — Le malade va aussi bien que possible.

20 avril. — Encore de la céphalée et de la fièvre : 39°. La ponction lombaire évacue 47 centimètres cubes de liquide céphalo-rachidien trouble, laiteux et hypertendu. On injecte 20 centimètres cubes de sérum. Après l'intervention, le malade se plaint de vives douleurs de tête et de gêne respiratoire. Il porte la main à sa poitrine comme pour la débarrasser d'un poids qui l'écrase, la face devient vultueuse. Ces phénomènes durent dix minutes. Dans l'après-midi, le malade a plusieurs vomissements. Agitation nocturne et nausées.

L'examen microscopique du liquide céphalo-rachidien retiré dans la matinée donne les renseignements suivants :

> Polynucléaires frais............. 25 0/0
> Mononucléaires.................. 55 0/0
> Lymphocytes.................... 20 0/0
> Rares cellules endothéliales.
> Pas de méningocoques.

21 avril. — Nouvelle amélioration le matin. Au contraire, un peu d'agitation le soir et T. 39°.

22 avril. — N'a plus que 37°7 et va bien ce matin. La ponction lombaire montre que le liquide céphalo-rachidien est maintenant presque clair. Faut-il injecter encore du sérum ? Les réactions consécutives aux injections d'une part, la présence de polynucléaires frais et l'absence de méningocoques d'autre part posent en effet devant nous un problème de clinique thérapeutique ? Il semble que les réactions observées chez le malade aussitôt après les injections ou le lendemain appartiennent au moins en partie à la méningite sérïque. D'un autre côté, l'expérience nous a montré que chez Boi..... le méningocoque était tenace et qu'il se réveillait à toute velléité d'arrêter le traitement. Pour ces raisons, nous injectons seulement 10 centimètres cubes de sérum. Il n'y a aucun malaise consécutif.

23 avril. — La méningite paraît en bonne voie de guérison. Comme la langue du malade est toujours saburrale, son haleine fétide et ses digestions pénibles on lui fait absorber un peu de calomel.

24 avril. — Le purgatif a fait son effet. Le malade accuse un mieux sensible ce matin pour les voies digestives comme pour la méningite. La ponction lombaire ramène 15 centimètres cubes de liquide clair. On injecte 10 centi·· mètres cubes de sérum. Le soir 38°4 et un peu de céphalée.

25 avril. — La nuit a été bonne et le malade va bien ce matin. Cependant la langue est à nouveau blanche et les digestions pénibles. La peau, dans la plus grande partie du corps présente de la kératose pilaire qui certainement gêne ses fonctions.

26 avril. — De petites doses de calomel ont donné des selles abondantes. Le malade va bien. Le soir, il a 39°8, mais sans céphalée ni vomissement.

27 avril. — Un vomissement cette nuit. Ce matin, va très bien. Pas de fièvre. Il n'y a pas de douleur à la compression des globes oculaires. Toujours un peu de raideur de la nuque et du signe de Kernig. Le soir 38°5 sans le moindre malaise.

28 avril. — Toujours de l'embarras gastrique. Journée bonne.

29 avril. — Boi..... a été agité cette nuit. Il a eu mal à la tête. Ce matin 38°5, grande fatigue. Par ponction lombaire, on retire 50 centimètres cubes de liquide céphalo-rachidien à nouveau opalescent. On injecte 30 centimètres cubes de sérum antiméningococcique. Bien nous en a pris, car maintenant, le liquide céphalo-rachidien n'est plus aseptique. Il contient une petite quantité de diplocoques intracellulaires ne prenant pas le Gram, de nombreux polynucléaires, soit frais, soit dégénérés et de rares lymphocytes. Si l'injection elle-même a été bien tolérée, en revanche la seconde moitié de la journée n'est pas satisfaisante ; le malade est très agité et se plaint de violents maux de tête. T. 39°.

30 avril. — Journée bonne. Apyrexie.

1er mai. — La nuit s'est passée sans incident. Ce matin le malade va mieux et n'a pas de fièvre. La ponction lombaire ramène 40 centimètres cubes de liquide céphalo-rachidien beaucoup plus clair. On injecte 30 centimètres cubes de sérum. Aucun malaise consécutif. Le soir, T. 38°5. Fait intéressant : les lymphocytes prédominent à nouveau dans le liquide retiré et l'on n'y trouve plus de microbes.

2 mai. — Le malade va bien. Pas de fièvre.

3 mai. — Le malade va de mieux en mieux. Peu de raideur . On retire 30 centimètres cubes de liquide céphalo-rachidien presque clair et on injecte 20 centimètres cubes de sérum. Le reste de la journée se passe sans incident.

4 mai. — Jusqu'à 15 heures, le malade va bien, mais, brusquement, à ce moment, il est pris de douleurs des jambes et d'une céphalée très légère. T. 38°. La première partie de la nuit est assez bonne.

5 mai. — La seconde partie de la nuit a été très mauvaise. La céphalée est devenue très violente, et ce matin le malade pousse des gémissements ininterrompus. Aux douleurs des jambes se sont ajoutés des élancements lombaires. Le malade a de fréquents vomissements bilieux, T. 39°5. Le tableau clinique est tout à fait différent de celui qui avait été observé jusqu'alors. Le malade présente une prostration intense dont il ne sort que pour s'agiter et crier. Il tient constamment ses yeux fermés et résiste quand on essaie de les diriger vers la lumière. La raideur de la nuque et du dos est vraiment excessive. Elle s'étend d'ailleurs aux membres supérieurs et surtout aux membres inférieurs qui sont dans l'extension et quelque peu difficiles à fléchir. Pas de convulsions, ni même de secousses. La pression du crâne est douloureuse, fait crier le malade et provoque des nausées. Le pouls est très variable entre 90 et 110. Il y a du rythme de Cheyne-Stokes. Par périodes d'une demi-heure environ, le malade paraît plus calme, alors il rêve doucement et marmotte des paroles incompréhensibles. On est aussi frappé de l'amaigrissement extrême qui s'est réalisé depuis deux ou trois jours. En soixante-dix heures, la graisse et les muscles ont littéralement fondu ; B..... est réduit à l'état squelettique. L'examen détaillé des appareils ne révèle l'apparition d'aucune complication. Les urines sont peu abondantes, mais elles ne contiennent pas de corps anormaux.

Autre fait nouveau : la ponction lombaire, parfaitement réussie cependant, reste blanche à la place habituelle. Pour obtenir du liquide, il faut ponctionner entre la première et la deuxième lombaire. Alors le liquide céphalo-rachidien vient par gouttes très rares, très louches, presque purulent. Il contient de nombreux polynucléaires frais ou dégénérés mais pas de microbes. On obtient à grand'peine 20 centimètres cubes ; à la place on injecte lentement 30 centimètres cubes de sérum. L'injection n'est suivie d'aucun malaise. Le soir, T. 37°4, pouls à 84. Malgré l'absence de réaction thermique, le malade reste cependant dans un état des plus graves. Le plus léger effort, le moindre déplacement le font aussitôt vomir. La somnolence est extrême. Elle constitue avec la raideur tétaniforme du corps la caractéristique de l'état actuel. Le malade n'a pas reconnu ses parents et ne comprend pas ce qu'on lui dit ; il pousse de temps en temps des cris inarticulés ou prononce des phrases qui n'ont pas de sens.

6 mai. — Mêmes symptômes pendant la nuit. Ce matin, Boi..... n'a que 36°8. Il est toujours dans le même état demi-comateux. Les raideurs persistent au même degré. La céphalée paraît aussi vive. Il y a encore du rythme de Cheyne-Stokes. Le pouls est bon, toujours variable. Dans l'ensemble, le tableau clinique d'aujourd'hui est exactement calqué sur celui d'hier. En somme, de rachïdienne qu'elle était, la méningococcie est maintenant prédominante aux méninges cérébrales ; on peut même en analysant l'observation aller plus loin dans le diagnostic et soupçonner une épendymite ventriculaire. C'est en effet notre opinion personnelle que les réinfections successives malgré un traïtement rigoureux doivent faire soupçonner une localisation du microbe autour des plexus choroïdes ; d'autre part, notre propre expérience dans d'autres méningites ou états méningés nous a appris que les raideurs tétaniformes étaient un bon signe d'hypertension ventriculaire.

Est-il permis d'ailleurs d'hésiter et de discuter quand le malade va mourir et qu'on n'a plus d'autre ressource pour le sauver que de porter le sérum sur les points malades eux-mêmes ? Je décide le transport de Boi..... au service de M. le professeur agrégé Patel, chirurgien-chef de secteur, et je lui demande pour mon malade une trépano. ponction ventriculaire. A 16 heures, le tableau clinique est le même. A 17 heures, intervention. Anesthésie légère à l'éther.

Une couronne de trépan du diamètre ordinaire est placée sur le vertex, à droite, à deux centimètres de la ligne médiane. Dès que l'os est enlevé, on constate que le cerveau ne bat pas. Aussitôt je fais une ponction entre la première et la deuxième lombaire. Du liquide purulent s'écoule goutte à goutte et le cerveau bat faiblement. Puis on incise la dure-mère et lès battements s'accentuent. Enfin, on ponctionne le ventricule, aussitôt du liquide céphalo-rachidien s'écoule et le cerveau reprend ses battements normaux. Le liquide est opalescent, presque purulent ; il coule abondamment non seulement par l'orifice de l'aiguille, mais tout le long d'elle. On injecte alors du sérum dans le ventricule latéral. En même temps, on reçoit par l'orifice de l'aiguille fichée dans la région lombaire le liquide céphalo-rachidien qui, dès qu'on commence l'injection, s'écoule en plus grosses gouttes. Petit à petit le liquide des lombes s'éclaircit, puis il prend la couleur et la clarté du sérum luimême. A ce moment, on retire les aiguilles ventriculaire et lombaire, on met une petite mèche de gaze sur le cerveau et on referme la plaie du vertex : l'opération est terminée.

Le malade a reçu ainsi 55 centimètres cubes de sérum, et une bonne partie de son liquide céphalo-rachidien infecté vient d'être remplacé par du sérum. L'intervention a été parfaitement supportée. Pendant l'injection, le malade a eu la respiration courte et lente, mais aussitôt après, le rythme est devenu normal au moment du transport au lit.

Une heure et demie après l'opération, nous assistons à une véritable résurrection. Le malade a repris ses sens, il reconnaît sa famille et peut lui parler raisonnablement, il n'a presque plus de raideur des membres, sa respiration est régulière. Il vomit encore un peu, mais dans son ensemble la nuit est calme.

L'examen microscopique du liquide ventriculaire n'y décèle qu'une petite quantité de polynucléaires sans microbes. On y trouve aussi une certaine quantité de grumeaux difficilement colorables, qui paraissent être des globules blancs désagrégés. Le liquide retiré par les lombes montre de nombreux polynucléaires sans microbes.

7 mai. — Le malade va aussi bien que possible. T. 36°8, pouls à 72. Il a toute sa connaissance, ne souffre plus des jambes et a les membres souples. Très peu de céphalée. Pas de douleur à la compression des globes oculaires. La nuque et le dos sont toujours raides et le malade reste couché en chien de fusil. La surdité persiste aussi au même degré. On constate en outre du nystagmus horizontal très marqué des deux côtés. A 16 heures, ce dernier symptôme a disparu. Le soir, T. 37°6, pouls à 72.

8 mai. — La nuit a été bonne. Pas de fièvre. Un peu de prostration ce matin, même raideur de la nuque et même signe de Kernig. Pas de céphalée ni de vomissements. En somme, le malade va aussi bien que possible. On fait une ponction lombaire ; elle donne goutte à goutte du liquide teinté par un peu de sang. On fait la ponction à deux niveaux : dorsal inférieur et lombaire, même résultat. Ainsi retire-t-on à grand'peine 10 centimètres cubes de liquide. On injecte à la place 20 centimètres cubes de sérum. Cette intervention est mal supportée, la pénétration du liquide est difficile et les espaces arachnoïdiens sont si peu perméables que du liquide injecté par voie dorsale inférieure sort un peu par l'orifice cutané de la ponction lombaire faite une minute avant. En outre, l'injection réveille de la céphalée et donne pendant dix minutes une sensation de gêne respiratoire et une vive rougeur de la face. Le reste de la matinée se passe sans incident.

A 14 heures, l'infirmière vient auprès du malade ; elle prend son pouls et le trouve bon. Elle sort un instant, puis revient. Le malade la regarde, lui dit quelques mots ; puis, brusquement, en parlant, fait une syncope et meurt.

Autopsie. — Le cadavre présente une maigreur surprenante. Les masses musculaires sont réduites au niveau des membres à l'état de cordons minces et mous. La peau est rugueuse et présente des squames nombreuses de pityriasis pilaire.

Dès l'ouverture du canal rachidien, on constate une congestion notable des vaisseaux de la dure-mère qui est tendue et forme avec la moelle un cordon plus volumineux qu'à l'état normal. On fend cette membrane, un peu de liquide céphalo-rachidien au-dessus duquel suintent de grosses gouttes de pus épais s'échappe par l'orifice. Les espaces sous-arachnoïdiens sont remplis d'une quantité notable de pus jaunâtre qui adhère différemment à la moelle selon les zones qu'on examine.

Dans les régions cervicale et dorsale supérieure, le pus est épais, presque concrété et en tout cas fortement adhérent à la moelle. Au contraire. dans le segment dorsal inférieur, le pus est liquide et humecte seulement le cordon nerveux. L'exsudat est aussi abondant en avant qu'en arrière.

Quant à la moelle lombaire et au groupe des filets de la queue de cheval, leur surface est nette de pus. Sans doute cette partie de l'axe nerveux est encore gonflée, œdémateuse, et très congestionnée, mais la disparition du pus y traduit évidemment l'amorce des processus de guérison.

Extérieurement, la moelle paraît peu touchée par l'infection sauf dans son segment dorsal où, par places, elle est un peu molle et diffluente à la coupe. Au contraire, le segment lombaire paraît intact.

Le canal de l'épendyme est normal dans toute la hauteur.

A l'ouverture de la calotte cranienne. puis des méninges cérébrales, une petite quantité de liquide céphalo-rachidien assez clair s'échappe par la fente des méninges. La région sur laquelle a porté la trépano-ponction a bon aspect. Sur le sommet de l'hémisphère latéral droit, en un point situé à deux centimètres de la ligne médiane et à l'union du tiers antérieur avec les deux tiers postérieurs du cerveau, on trouve sur les méninges l'orifice opératoire qui a permis la ponction. Il a la taille d'une pièce de cinquante centimes. Sur le parenchyme cérébral sous-jacent apparaît la brèche créée par le passage de l'aiguille qui pénétra dans le ventricule. C'est une minuscule plaie étoilée, grosse comme une tête d'épingle, recouverte d'un petit exsudat fibrineux.

Quand on enlève le cerveau de la boîte cranienne une quantité abondante de liquide céphalo-rachidien sort des lacs sous-arachnoïdiens de la base et coule sur le sol.

Le cerveau s'étale sur la table d'autopsie. Les hémisphères, un peu mous, s'aplatissent. Ils ne paraissent guère augmentés de volume. Ce qui frappe surtout le regard, c'est la congestion intense des enveloppes de l'encéphale. Les vaisseaux, même les plus petits, sont devenus très apparents ; les plus gros dessinent des cordons sous les méninges. Par places il existe de véritables petites mares où le liquide céphalo-rachidien par stagnation réalise un faux kyste séreux des méninges. Par décollement ou écrasement on brise les adhérences arachnoïdopie-mériennes et le liquide céphalo-rachidien s'écoule.

Ça et là quelques hémorragies. On en trouve une assez notable à la partie antérieure du lobe frontal droit et deux autres à la face inférieure des deux lobes frontaux, partie antérieure.

Il n'existe pas sur les méninges molles de ces plaques blanchâtres et épaisses que l'on trouve dans les formes prolongées de méningite cérébro-spinale.

Il n'y a pas non plus, et ceci est à signaler, de pus sur la voûte des hémisphères.

L'aspect de la base du cerveau est bien différent. On y trouve une méningite suppurée très notable. Une gangue de pus jaune, épais, membraneux, engaîne le chiasma optique, s'étale sur les pédoncules cérébraux et sur la protubérance, tapisse la face antérieure du bulbe et végète autour des points d'origine des nerfs craniens. Le même placard purulent envoie des prolongements sur le cervelet, tapisse sa face supérieure et en face d'elle la partie infé-

rieure des lobes occipitaux, imprègne la surface des lobes
latéraux, enfin se prolonge sous forme d'une grosse plaque
sur le toit du quatrième ventricule qu'il recouvre sans
adhérer et sur le trou de Magendie. Enfin, au niveau du trou
occipital, l'exsudat est si épais qu'il supprimait probablement la communication entre les espaces sous-arachnoïdiens du cerveau et de la moelle.

Par opposition, d'autres points du cortex sont absolument
indemnes de suppuration ; en particulier les deux scissures
de Sylvius et l'espace interhémisphérique antérieur ont
l'apparence de l'état normal.

La coupe des hémisphères pratiquée selon la méthode de
Flechsig (coupes horizontales) donne des renseignements
très importants. On constate d'abord un léger piqueté
hémorragique de la substance blanche.

En ouvrant le ventricule latéral droit, le couteau donne
issue à une certaine quantité de liquide céphalo-rachidien
laiteux. Le trocart a bien pénétré dans le ventricule latéral.
Son point de pénétration se trouve sur le dôme ventriculaire à la partie postérieure de la corne antérieure. Le
ventricule n'est pas très dilaté, l'épaisseur du cerveau paraît
presque normale. Les particularités anatomo-pathologiques
les plus importantes sont l'inflammation de l'épendyme
ventriculaire qui est congestionné, velouté, velvétique et
auquel adhèrent de petits amas floconneux ; l'état ramolli
et diffluent du cerveau au pourtour immédiat de la corne
occipitale du ventricule latéral ; enfin, la congestion des
plexus choroïdes et leur imprégnation par de nombreux et
fins grumeaux blanchâtres que le microscope montre cons-
titués par des leucocytes, surtout polynucléaires, en voie
de sénescence ou de fonte. On ne trouve pas de méningocoques sur les préparations, mais on ne saurait attribuer
à cette constatation grande valeur, car le délai légal de

vingt-quatre heures pour la pratique des autopsies a amplement suffi pour faire disparaître les germes, ou même seulement les rendre impropres à la coloration.

L'état de la corne sphénoïdale du ventricule latéral ne présente rien de particulier en dehors de la congestion de l'épendyme qui la tapisse.

Le trou de Monro du ventricule latéral droit est entouré de pus, mais il est perméable. Les lésions du ventricule latéral gauche sont analogues à celles du ventricule droit. La fonte du pus autour des plexus choroïdes a donné lieu à la production de grumeaux blanchâtres de même aspect qu'à droite. De même le trou de Monro de ce ventricule est entouré d'une couche notable de grumeaux.

Les coupes de Pitres ne fournissent aucun renseignement nouveau.

Enfin, le reste de l'autopsie ne donne lieu à aucune constatation importante.

OBSERVATION X

Méningo-épendymite cloisonnée, à méningocoques de Weichselbaum. Sérothérapie dans le rachis et dans les ventricules cérébraux (Trépano-ponctions itératives). Mort par méningite basilaire évoluant en cavité close (M. Pierre CAZAMIAN. Société Médicale des Hôpitaux de Paris, 24 mars 1916).

Taill.... Louis, 18 ans, soldat au ...ᵉ colonial, ayant à peine quinze jours de service, entre dans notre salle, le 4 février 1916, pour un syndrome méningé qui a éclaté la veille. L'état général est assez sérieux ; il y a du demi-coma ; la nuque est très raide et très défléchie, le Kernig intense.

La ponction lombaire, immédiatement pratiquée, fournit un liquide très trouble ; on en recueille, assez difficilement, une quarantaine de centimètres cubes et l'on injecte un mélange de 30 centimètres cubes de sérum antiméningococcique et de 10 centimètres cubes de sérum antiparaméningococcique (Pl. V). Dans l'après-midi, on fait encore 20 centimètres cubes de sérum antiméningococcique.

Par centrifugation du liquide retiré, on obtient un culot abondant de pus. L'examen lamellaire montre des polynucléaires en masse, disposés en larges placards ; ces polynucléaires ne sont pas effrités ; les noyaux sont intacts, non pycnotiques ; à côté d'eux, on note quelques très rares lymphocytes. Aucun élément microbien n'est visible sur les frottis.

Ensemencé sur milieu à l'œuf de Sacquépée, le liquide C. R. ne donne aucune culture. Il apparaît donc comme puriforme aseptique. L'hémoculture, après ponction de la veine, fournit également un résultat négatif. Disons immédiatement que les examens nombreux ultérieurs (frottis ou ensemencements) pratiqués sur le liquide céphalorachidien ne permettront jamais de découvrir de méningocoques ou aucun germe quelconque.

Nous continuons néanmoins, les jours suivants, les injections intrarachidiennes de sérum, car nous avons observé quelques cas où, malgré la stérilité, au moins apparente, du liquide recueilli par la ponction lombaire, l'action merveilleusement efficace du sérum antiméningococcique sur la fièvre et le syndrome méningé nous a montré qu'il fallait bien mettre en cause le méningocoque, échappant aux recherches pour des raisons diverses (faute de technique dans les épreuves du laboratoire, présence fugitive dans le liquide du germe microbien, etc.).

C'est aussi bien l'opinion de Costa (VIII), pour qui les

méningites amicrobiennes avec liquide trouble et polynucléose accentuée doivent être tenues pour des méningites à méningocoques.

Notre malade reçoit donc, dans le canal vertébral, les 5, 6, 7 et 9 février, deux doses de 30 et deux doses de 20 centimètres cubes de sérum. Une légère amélioration s'esquisse ; la céphalée, les douleurs généralisées diminuent un peu, ainsi que la raideur ; le thermomètre, le 6, descend au-dessous de 37° ; les phénomènes comateux disparaissent.

Les liquides de ponction semblent refléter cette rémission ; le culot de centrifugation est beaucoup moins abondant ; la polynucléose n'est plus aussi exclusive et les lymphocytes deviennent assez nombreux ; des cellules endothéliales apparaissent. En revanche, la plupart des éléments cytologiques sont en manifeste histolyse. L'amélioration qui, d'ailleurs, n'est pas aussi franche qu'elle le devrait, ne dure pas. Le 9, la température remonte à 39° ; le pouls, bien frappé, est à 100 ; la céphalalgie, les contractures, le Kernig ont une tendance à augmenter. Nous suspendons les injections intrarachidiennes de sérum, malgré la recrudescence des symptômes morbides. Il n'est pas rare, en effet, d'observer à la fin de la série systématique première d'injections, une sorte d'aggravation de l'ensemble phénoménal, avec ascension thermique en particulier, attribuable à la sérothérapie même. Du côté du liquide céphalo-rachidien aseptique, la lyse des éléments figurés est, également, fonction de l'agression sérique.

D'ordinaire, quelques jours après la cessation des injections, le thermomètre redescend définitivement à la normale, les phénomènes généraux s'apaisent et le liquide de ponction devient limpide.

Il en est tout autrement pour notre méningitique. A partir

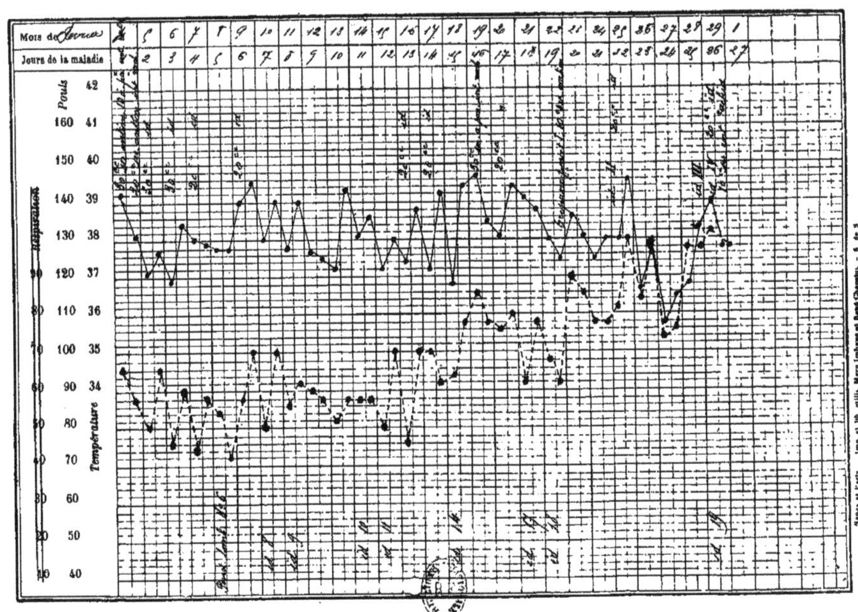

Mois de Février
Jours de la maladie
Pouls
Température
160 41
150 40
140 39
130 38
120 37
110 36
100 35
90 34
80
70
60
50
40
42

du 9 février, le tracé thermique commence à décrire de grandes oscillations autour de 38°, 39°, prenant le type d'une « fièvre de suppuration ». Aucune détente sérieuse ne se produit dans le syndrome méningé ; le pouls reste rapide. Nous interrogeons le liquide céphalo-rachidien à l'aide de ponctions répétées, presque quotidiennes, à la fois exploratrices et évacuatrices.

Le 10 février, le liquide est toujours fortement opalescent ; le culot de centrifugation, assez abondant. L'examen cytologique relève toujours des polynucléaires nombreux et avariés, quelques lymphocytes et beaucoup de cellules endothéliales desquamées.

Les 11, 14 et 15 février, les résultats sont analogues ; le liquide ne s'éclaircit pas ; la formule histologique de guérison n'apparaît pas ; la lymphocytose se fait attendre.

C'est alors que nous notons, pour la première fois, l'apparition du délire, qui ne va guère plus quitter le patient jusqu'à l'exitus ; c'est un délire onirique .avec hallucinations visuelles. disparaissant tout d'abord pendant la plus grande partie de la journée, pour devenir à peu près continu vers la fin ; il ne s'accompagne pas de grosse agitation motrice ; le malade se contente de se découvrir constamment dans son lit et de chanter. L'obnubilation intellectuelle, pendant le jour, n'est jamais accentuée et le sujet répond parfaitement bien aux questions posées.

Les 16 et 17 février, pensant que, peut-être, les doses de sérum employées n'ont pas été suffisantes, nous injectons, à deux reprises, 20 centimètres cubes de sérum antiméningococcique.

A l'examen macroscopique et lamellaire, les liquides recueillis conservent invariablement les mêmes caractères. Nous remarquons qu'il devient plus difficile de récolter, par la ponction, la cinquantaine de centimètres cubes que

nous avons l'habitude de retirer à chaque rachicentèse ;
nous sommes obligé d'aspirer constamment avec une
seringue, ce qui ne produit, d'ailleurs, aucun incident.

La température ne manifeste aucune tendance à se dépar-
tir de ses grandes oscillations ; les raideurs s'accroissent
peu à peu ; nous sommes frappé dès lors par l'émaciation
progressive et rapidement considérable du malade : yeux
excavés, joues creusées, avec saillie de la machoire inférieure. facies simiesque en un mot, saillie des ischions, etc.
La langue est fort sèche, alors qu'habituellement humide
dans la méningite cérébro-spinale.

L'hypothèse se présente d'une méningite à paraménin-
gocoques, devant l'insuccès complet de la sérothérapie
antiméningococcique. Aussi bien, est-ce, presque toujours,
dans des circonstances similaires que l'on a été amené à
dépister l'action pathogène du paraméningocoque (Follet
et Bourdinière, Salin et Reilly, etc.).

Nous faisons, le 19 et le 20 février, deux injections rachidiennes de 30 et de 20 centimètres cubes de sérum antiparaméningococcique. A cette occasion, nous demandons la
recherche du bacille de Koch dans le liquide de ponction ;
elle se montre négative. Quant à la formule cytologique du
liquide, elle ne se modifie toujours pas ; les injections nouvelles ont seulement pour effet de beaucoup augmenter les
phénomènes d'histolyse et d'accroître la desquamation
épithéliale.

A la suite de cette deuxième thérapeutique, la fièvre ne
baisse pas ; la céphalée, la contracture, le Kernig. l'amaigrissement demeurent stationnaires ou s'accroissent ; le
pouls a une tendance à s'accélérer.

Il devient évident, à partir de cet instant, que toute sérothérapie rachidienne est inefficace ; très probablement, le
sérum n'arrive pas jusqu'aux foyers microbiens parce que
ceux-ci sont enkystés.

D'ailleurs, le 21 février, la ponction exploratrice ramène, avec difficulté, un liquide xanthochromique ambré, moussant facilement dans la seringue de Luër où on l'aspire, et qui paraît bien être constitué, pour la plus grande part, par le sérum injecté la veille, et non résorbé. Or, ce phénomène semble assez caractéristique des méningites cloisonnées ; la surface de résorption est, en effet, considérablement amoindrie, puisque le sérum reste confiné dans un seul territoire et, d'autre part, les parois de ce compartiment autonome, chroniquement irritées par les injections répétées et surabondantes de sérum, perdent de leur pouvoir d'absorption.

Aucune septicémie n'est en cause dans la persistance des phénomènes généraux. Une deuxième hémoculture reste négative aussi bien pour les germes du groupe typhoïde que pour le méningocoque.

Devant les allures si spéciales de la courbe thermique, l'émaciation rapide progressive, l'accélération du pouls, la rétention d'urine (avec fausse incontinence par regorgement), la paralysie du sphincter anal, la raideur qui fige le malade tout d'une pièce, nous songeons, malgré l'absence de narcolepsie permanente, à l'épendymite évoluant en cavité close, à la pyocéphalie de Chiray, et nous recherchons le phénomène assez singulier qu'il a décrit.

1 centimètre cube de sérum antiméningococcique est injecté dans une veine du pli du coude. Quelques minutes après le patient présente une petite crise congestive, avec légère dyspnée et cyanose de la face ; elle cède rapidement à des inhalations d'éther. Il n'y a pas de perte de connaissance de stertor, ni de convulsions.

Signalons, en passant, l'analogie de ces accidents, à l'intensité pris, avec ceux que nous avons décrits sous le nom de « crises congestives épileptiformes » et qui accompa-

gnent parfois l'injection sérique rachidienne, en cas de
méningites graves à liquide crémeux. Pas plus que Chiray,
d'ailleurs, nous n'avons conclu à une manifestation d'anaphylaxie.

Quoi qu'il en soit, l'ébauche du signe de Chiray orientait,
avec les autres symptômes, le diagnostic dans le sens d'une
pyocéphalie. Nous envisageons bien, également, l'hypothèse de cette méningite de la base, contre laquelle nous
avons été à même de diriger, une fois déjà, une thérapeutique efficace par la fente sphénoïdale ; mais, jusqu'ici,
dans le cas où nous avions observé cette complication,
nous avions noté, du côté des nerfs craniens, des manifestations significatives. Or, chez notre malade, il n'y avait
aucune atteinte apparente des paires II, VI et VII, le plus
communément frappées.

Nous pensions donc que, seule, l'épendymite était en
cause dans l'insuccès de la sérothérapie rachidienne. Le
liquide céphalo-rachidien s'étant montré, dès le début, puriforme et aseptique, on pouvait imaginer que ses caractères répondaient à une fluxion blanche réactionnelle, au
voisinage d'une ventriculite primitive emmurée.

Le 22 février, au matin, la ponction lombaire exploratrice fournissait péniblement quelques centimètres cubes
de sérum presque pur ; sur lames, on notait la présence
d'hématies nombreuses, de polynucléaires très altérés, de
rares lymphocytes, l'absence totale de microbes.

Nous décidons d'introduire directement le sérum thérapeutique dans les cavités ventriculaires.

La petite intervention est pratiquée sans avoir recours à
l'anesthésie générale, que nous estimons dangereuse ; elle
se montre fort peu douloureuse.

A la faveur de quelques injections traçantes de stovaïne
qui insensibilisent le cuir chevelu, nous faisons, dans la

région frontale postérieure gauche, n'intéressant que les parties molles, un petit lambeau en forme de fer à cheval, dont le pédicule regarde en bas et en dehors ; au centre, nous ruginons le périoste et appliquons une fraise de Doyen qui creuse rapidement un orifice admettant la pulpe du petit doigt.

La trépanation siège à deux centimètres en dehors de la ligne médiane et à un centimètre en avant de la suture coronale.

A travers la dure-mère intacte, nous enfonçons dans le cerveau une aiguille ordinaire à ponction lombaire, à peu près normalement à la paroi cranienne, avec une légère obliquité interne. Lorsque la pointe a pénétré d'environ quatre à cinq centimètres, le liquide ventriculaire s'écoule à gouttes pressées par le pavillon de l'aiguille ; il n'est pas purulent, mais fortement opalescent ; nous le recueillons dans un tube stérile ; bientôt, l'écoulement spontané s'arrête et c'est à la seringue de Luër que nous achevons la récolte de 35 centimètres cubes environ.

Nous injectons aussitôt, avec lenteur, 10 centimètres cubes de sérum antiméningococcïque, retirons l'aiguille et suturons exactement le lambeau aux crins de Florence. Pansement aseptique.

Pendant toute la durée de la ponction et de l'injection aucun phénomène inquiétant ou même particulier ne s'est manifesté ; le pouls n'a pas bougé et le sujet a causé avec nous.

Nous avions été immédiatement frappé par l'aspect du liquide du ventricule, si différent de celui que nous avions retiré, quelques heures auparavant, par la ponction lombaire.

Centrifugé, il fournit un dépôt peu abondant ; sur lames, on constate de la polynucléose presque exclusive, avec quelques rares lymphocytes. De très nombreux diplocoques, qui ne prennent pas le Gram, sont inclus dans les polynucléaires, ou ne sont pas phagocytés. Les épreuves de culture, d'agglutination, la précipito-réaction, les ensemencements sur milieux sucrés, permettent à notre collègue et ami, le docteur Lancelin, d'identifier le méningocoque de Weichselbaum.

Ainsi donc, nul doute ne pouvait subsister sur l'existence d'une cloison étanche entre les cavités ventriculaires et les espaces sous-arachnoïdiens péri-médullaires. Tandis que le liquide retiré par trépano-ponction, opalescent, fourmillait de méningocoques, celui que fournissait la rachicentèse, jaune verdâtre, surtout constitué par du sérum non résorbé, était totalement stérile.

Nous abandonnons donc désormais la sérothérapie intrarachidienne, comme inutile.

Le lendemain de l'intervention, on note une atténuation de la céphalée ; il y a moins de délire nocturne ; le thermomètre manifeste une légère tendance à descendre ; le pouls est très bien frappé mais reste accéléré (entre 100 et 120).

Le 24 février, aggravation ; le malade est obnubilé ; il gâte dans son lit.

Le 25, songeant que la dose de sérum introduite dans les ventricules a été bien minime, nous enlevons le pansement et, sans aucune espèce d'anesthésie, nous faisons, avec la plus grande facilité, à travers le cuir chevelu et l'orifice de trépanation antérieure, une deuxième ponction ventriculaire. Nous retirons, à la seringue, environ 40 centimètres cubes de liquide. Il est très éclairci depuis la première ponction. Nous injectons 20 centimètres cubes de sérum antiméningococcique. Ponction et injections sont parfaitement tolérées.

Centrifugé, le liquide ventriculaire fournit un culot à peine visible ; sur frottis, on note une polynucléose presque exclusive ; il n'y a plus de méningocoques ; pas non plus de bacilles de Koch.

A la suite de cette deuxième injection, une telle amélioration se dessine que nous espérons, un instant, la guérison complète. La céphalée disparaît presque totalement ainsi que la somnolence ; l'intelligence est nette ; le pouls redescend au voisinage de 100. Et surtout, il se fait une défervescence brutale ; le 27 février au matin, il y a même une hypothermie excessive (0 = 35°8 axillaire).

Toutefois, la langue reste sèche, l'émaciation augmente ; des escarres de décubitus évoluent avec une rapidité déconcertante. On note une mydriase bilatérale ; les réflexes rotuliens sont faibles des deux côtés, le Kernig plus modéré, le Babinski en flexion légère.

Le 28 février, dans l'après-midi, le thermomètre remonte, le pouls s'accélère et faiblit. Une troisième fois, nous ponctionnons le ventricule latéral et retirons 30 centimètres cubes de liquide céphalo-rachidien. Comme il est à peine opalin, et que l'examen précédent n'a plus révélé de germes microbiens, nous n'injectons pas de sérum.

Or, l'examen bactériologique montre de nouveau des méningocoques, mais en nombre infime.

Le 29 février, l'état s'aggrave progressivement, hyperthermie, pouls irrégulier et mal frappé, acrocyanose, quelques vomissements bileux, délire tranquille. Quatrième ponction ventriculaire suivie de l'injection de 20 centimètres cubes de sérum antiméningococcique. Le liquide recueilli est presque clair ; à l'examen sur lames, des cellules épithéliales se mélangent aux polynucléaires dont beaucoup ont un noyau pycnotique. Pas de germes sur les frottis et l'ensemencement demeure stérile.

Nous pratiquons également une rachicentèse pour vérifier l'état du liquide qui baigne la moelle et dépister une contamination possible. Il est un peu trouble, d'une belle coloration jaune d'or. Nous injectons 10 centimètres cubes de sérum dans le rachis.

A l'examen cytologique : polynucléose, quelques cellules endothéliales ; à l'examen bactériologique : absence de germes.

L'exitus se produit dans la soirée (29 février), le vingt-sixième jour après l'entrée dans le service, le vingt-septième jour après le début explosif du syndrome méningé.

Nous procédons à l'autopsie quatorze heures après la mort.

Jeune sujet, extrêmement émacié, en rigidité cadavérique, avec lividités hypostatiques. Nombreuses escarres de décubitus.

Ouverture de la boîte cranienne. — Pas d'adhérences de la dure-mère au crâne ; en l'incisant, il s'écoule une médiocre quantité de liquide céphalo-rachidien opalescent. La convexité des deux hémisphères est libre de tout dépôt fibrino-purulent, mais montre quelques trainées d'un blanc jaunâtre (manchons leucocytiques) le long des gros vaisseaux pie-mériens. En relevant l'encéphale, on note immédiatement la présence, sur la périphérie du bulbe et à la face postéro-inférieure du cervelet, de cloisons vélamenteuses irrégulières, infiltrées de pus, de nature fibrineuse, formant barrière complète, dans la région du trou occipital, entre les espaces sous-arachnoïdiens périmédullaire et périencéphaliques. Dans la zone opto-pédonculaire, en arrière du chiasma, le confluent sous-arachnoïdien central est comblé par un large magma fibrino-purulent.

Au niveau du confluent postérieur, un grand placard suppuré solidarise cervelet et bulbe, tapissant au loin la face inférieure des hémisphères cérébelleux.

D'une façon générale, d'ailleurs, toute la face basilaire de l'encéphale baigne dans le pus.

Les leptoméninges, congestionnées et épaissies, se laissent facilement détacher du cortex, sans trop entraîner avec elles de parcelles cérébrales ; examinées par transparence, elles ne montrent pas de granulations miliaires.

Au niveau de la face supérieure du lobe frontal gauche, en regard de l'orifice de trépanation, la pie-mère montre une petite aire de suffusion sanguine, de l'étendue d'un pain à cacheter, au point où l'aiguille de ponction a plusieurs fois pénétré dans F'. Mais aucun vaisseau de calibre n'a été intéressé. Le cerveau n'apparaît pas comme très distendu ; son aspect extérieur est à peu près normal.

Par des coupes appropriées, on explore les cavités ventriculaires ; elles sont modérément dilatées par un liquide à peine louche ; dans la corne occipitale du ventricule droit, on trouve un petit flocon purulent de la dimension d'une lentille ; le ventricule latéral gauche est absolument libre de pus ; toutefois, la portion du plexus choroïde qui y fait hernie, en refoulant la mince toile épendymaire, est infiltrée par la suppuration. La paroi ventriculaire n'offre pas l'aspect gélatineux et velouté décrit par Chiray dans la pyocéphalie.

Les trous de Monro sont largement béants ; l'aqueduc de Sylvius plutôt dilaté ; les troisième et quatrième ventricules, un peu distendus, ne sont pas tapissés de pus ; il y a seulement un petit grumeau insignifiant vers la pointe du calamus scriptorius.

Par suite de l'infiltration du plexus choroïde au niveau de la fente de Bichat et des adhérences reliant le cervelet et le bulbe, le « canal » de Bichat, les trous de Magendie et de Luschka, apparaissent comme certainement oblitérés. Aussi bien, l'aspect totalement différent du liquide ventriculaire et de celui qui baigne la face inférieure de l'encéphale, le premier presque clair, le second purulent, rend le fait évident et nous dispense de pratiquer une injection colorée pour vérifier l'étanchéité de la cavité close ventriculaire.

Rien de particulier à la coupe du manteau cérébral et des noyaux, du cervelet, du pont et du bulbe, à part de la congestion généralisée. Pas de lésions en foyer.

Dans le lobe frontal, les aiguilles de ponction, gagnant la corne antérieure ventriculaire, n'ont laissé aucune trace de leur passage. Rien n'a saigné, non plus, dans le ventricule.

L'ouverture de la cavité rachidienne ne montre d'autre particularité qu'une intense congestion des leptoméninges médullaires ; l'espace sous-arachnoïdien n'apparaît pas cloisonné jusqu'au niveau du bulbe ; il n'y a pas de pus, même dans le cul-de-sac lombaire.

L'exsudat de la base du cerveau, prélevé aseptiquement, permet de retrouver le méningocoque en grande abondance.

Nous n'insisterons pas sur l'examen des divers viscères thoraciques et abdominaux qui offrent simplement des lésions de congestion et d'infection. Nous dirons simplement que les poumons ne montrent aucune trace de phymatose ancïenne ou récente et que le foie, volumineux, présente quelques ilots de dégénérescence graisseuse.

En résumé, un jeune soldat, en période d'épidémie de méningite cérébro-spinale, présente, à peine arrivé à la caserne, un grand syndrome méningé typique.

La ponction lombaire fournissant un liquide trouble, avec grosse polynucléose, bien qu'on ne puisse y déceler l'agent causal de la maladie, on pratique, sans aucun succès d'ailleurs, la sérothérapie intrarachidienne anti-méningo, puis antiparaméningococcique. A l'ensemble de divers signes, on soupçonne une épendymite évoluant en cavité close ; la trépano-ponction confirme l'hypothèse ; le liquide ventriculaire est très riche en méningocoques de Weichselbaum. Toutefois, les injections sériques directes dans le foyer n'entraînent qu'une amélioration transitoire, car une vaste localisation méningococcique basilaire autonome, méconnue pendant la vie, reconnue à l'autopsie, échappant à l'atteinte du sérum, amène le dénouement fatal.

ANATOMIE PATHOLOGIQUE

Fréquence des lésions ventriculaires dans la M. C. S.

I. — **Aspect extérieur du cerveau** : coexistence des épendymites avec des lésions méningées basilaires et rachidiennes.

II. — **Lésions ventriculaires. — Principaux types.**

1. Ependymite et choroïdite congestives aiguës légères.
2. Ependymite et choroïdite suppurées simples aiguës : *a*) Liquide ventriculaire, *b*) lésions macroscopiques, *c*) microscopiques.
3. Ependymite et choroïdite aiguës séreuses avec dilatation ventriculaire.
4. Ependymite et choroïdite aiguës suppurées avec dilatation ventriculaire.
5. Ependymite et choroïdite suppurées subaiguës avec dilatation ventriculaire sans lésions basilaires. Pyocéphalie : *a*) Lésions macroscopiques, *b*) lésions histologiques.

En lisant les observations rapportées ci-dessus, on a pu se convaincre que les lésions des ventricules latéraux dans la méningite cérébro-spinale mortelle étaient nombreuses et variables.

Dans les cas que nous avons recueillis, on rencontre en effet la majeure partie des formes anatomo-pathologiques connues, depuis la simple congestion avec exsudation séreuse jusqu'à la suppuration ventriculaire. Ici, la libre communication persiste entre les ventricules et les lacs arachnoïdiens de la base du cerveau, là des placards purulents et des adhérences créent des cavités closes où le microbe végète ou succombe.

Tous les degrés s'observent dans l'échelle de gravité anatomique. On peut même imaginer par la pensée ce que nous n'avons pu voir et, à côté de notre funèbre bilan des épendymites ventriculaires à méningocoques, admettre des formes curables, des congestions choroïdiennes et des exsudations intraventriculaires légères, capables de guérir sans séquelle. Mais celles-là ne sauraient nous occuper longtemps dans ce chapitre.

Ce qui importe surtout pour le diagnostic et le traitement, c'est que dans la méningite dont on meurt des altérations ventriculaires soient très fréquentes (1), sinon habituelles. En dehors du cas négatif de M. Henri Roger (Réunion médicale de la VIe armée. 15 septembre 1915), il n'existe pas à notre connaissance d'autopsie sérieuse de méningite cérébro-spinale de l'adulte qui ne signale des lésions ventriculaires de gravité variable.

Il est aussi du plus haut intérêt de noter que les lésions ventriculaires ne font pas toute la maladie ; elles accompagnent, suivent, précèdent peut-être des lésions de méningite basale ou rachidienne plus ou moins étendues.

(1) M. Cazamian en a observé environ dix cas. — Pour les méningites, en général, M. Delamare écrit qu'il existe infiniment peu de méningites basilo-spinales sans complications épendymaires.

§ I. — ASPECT EXTERIEUR DU CERVEAU.

Quand ce sont les lésions du système nerveux qui entraînent la mort du méningitique, on fait ordinairement les constatations suivantes :

Dès l'ouverture de la boîte crânienne une congestion notable des enveloppes du cerveau apparaît, évidente. — Les sinus veineux sont gorgés de sang, les vaisseaux qui rampent dans les interstices des circonvolutions ou qui se ramifient à leur surface sont dilatés, plutôt noirs que bleus. L'écorce cérébrale présente une teinte rougeâtre qui contraste avec la pâleur donnée à l'autopsie par un cerveau normal. La dure-mère n'est pas modifiée, ni infiltrée, ni épaissie. Sur la convexité, la membrane arachnoïde est soulevée en divers points par de grosses gouttes de liquide céphalo-rachidien louche que le doigt aplatit ou chasse dans les rivali d'où il a débordé.

Mainte reproduction montre comme un fait usuel des plaques ou des bandes de pus sur la convexité des hémisphères, dans les sillons qu'elles comblent ou sur les circonvolutions dont elles augmentent le relief. Nous n'en doutons pas, mais cet aspect doit manquer assez souvent si nous en jugeons par notre groupe d'observations.

Dans nos quatre observations personnelles il n'y a pas de pus sur la convexité des hémisphères. Il en est de même dans le cas de MM. Nobécourt et Peyre, dans celui de M. Ramond, dans celui de M. Cazamian. Pour un malade de MM. Coyon et Joltrain (1), « on aperçoit à la surface des circonvolutions une couche de pus, blanchâtre, assez bien lié, très épais surtout au niveau des sillons... mais c'est plus à la base qu'à la convexité qu'on note la prédominance des lésions ».

Dans les trois cas de M. Chiray, il existe sur la voûte de rares placards blanchâtres indiquant qu'il y eut du pus dans la période aiguë de la maladie.

Mais où l'infiltration purulente est habituelle c'est à la base du cerveau. En règle générale, le pus s'y développe abondamment. A l'autopsie, il remplit le lac sous-arachnoïdien central, l'origine des lacs sylviens, les canaux péripédonculaires, le canal basilaire et les prolongements latéraux du lac cérébelleux inférieur. Une injection anatomique destinée à montrer les espaces sous-arachnoïdiens de la base du cerveau ne dessinerait pas mieux leur forme et leurs contours que l'infiltration purulente due au méningocoque.

Le processus infectieux ne se cantonne pas à la base. Il a une prédilection particulière pour les lacs cérébelleux inférieur et supérieur. Au niveau du premier, le pus recouvre le toit du 4e ventricule et oblitère ou non les trous de Magendie et Luschka ; au niveau du second, le pus s'applique sur le cortex cérébelleux et sur la face inférieure des lobes occipitaux.

Enfin, la suppuration descend sur les méninges

____

(1) Observation non rapportée.

rachidiennes. Elle affecte au niveau de la moelle épinière des dispositions variables. Tantôt elle entoure comme un manchon toute la circonférence et toute la hauteur de ce cordon nerveux, tantôt elle s'étend seulement en bandelettes plus ou moins larges et longues sur la demi-circonférence postérieure. Il y aurait encore beaucoup à dire sur l'état de la moelle (1) et de ses enveloppes, mais nous croyons pouvoir abréger. Pour la question qui nous occupe, l'état de la moelle a un intérêt moins immédiat que celui de la surface du cerveau.

Tel est le cadre anatomique au milieu duquel évoluent d'habitude les processus de l'infection ventriculaire à méningocoques. Il importe en effet de savoir au point de vue du diagnostic et du traitement que *l'épendymite ventriculaire est rarement isolée dans la période aiguë de la maladie ;* elle coexiste avec de graves lésions basales qui masquent sa symptomatologie propre et qui nécessitent, c'est logique, un traitement particulier si l'on veut donner toutes les chances de guérison au malade. Répétons encore une fois qu'on trouve en même temps des lésions de méningite rachidienne suppurée de gravité variable, importantes à reconnaître et à soigner. Le malade de M. Cazamian faisait exception à cette règle.

---

(1) En particulier, en raison de fréquentes oblitérations physiologiques, l'infection du canal central de la moelle est rare chez l'adulte.

§ II. — LESIONS INTERIEURES. — LESIONS VENTRICULAIRES.

En examinant sur la table d'autopsie la surface extérieure du cerveau, il est rarement permis de soupçonner des lésions ventriculaires. En dehors du cas d'oblitération des trous de Monro avec hypertension notable ou avec dilatation nette des ventricules, l'aspect extérieur du cerveau n'offre rien de spécial : les hémisphères s'aplatissent un peu, leur œdème n'est pas exagéré, leur consistance est normale. Nous verrons plus loin qu'il n'en est plus de même quand se réalise l'hydropisie ventriculaire ou la pyocéphalie.

Seules les coupes du cerveau pratiquées à la manière de Pitres ou mieux selon la méthode de Fleichsig sont capables de donner les renseignements définitifs. Mais les lésions sont si variables et si diverses qu'il n'est pas possible d'en donner une étude d'ensemble. Elles répondent à des TYPES ANATOMIQUES DE GRAVITÉ PROGRESSIVEMENT CROISSANTE que nous allons maintenant décrire. Nous ferons appel pour la rédaction de ce paragraphe à notre groupe d'observations, aux données recueillies par les auteurs et à la thèse de M. P. Merle (1910).

1. — Ependymite et choroïdite congestives aiguës légères.

Il est raisonnable d'admettre qu'il existe dans la méningite cérébro-spinale, à côté des lésions ventri-

culaires graves capables d'intervenir dans le mécanisme de la mort, des localisations ventriculaires
légères dont on peut guérir. Si nous n'en possédons
évidemment pas d'autopsie, nous pouvons du moins,
afin de n'oublier aucune forme anatomique, imaginer
celle-ci par la pensée.

Certaines constatations faites dans les autopsies
pour méningite tuberculeuse vont d'ailleurs, par analogie, nous aider.

On trouve souvent dans les autopsies pour méningite tuberculeuse un peu de congestion de l'épendyme
et du gonflement des plexus choroïdes. La paroi des
ventricules latéraux est œdémateuse, rougeâtre et de
nombreux petits vaisseaux serpentent très visibles
sous l'épendyme. Les plexus choroïdes sont violacés,
un peu augmentés de volume. Du liquide clair stagne
même dans la partie déclive des cornes ventriculaires.
Il n'existe pas la moindre dilatation ventriculaire.

Cette réaction ventriculaire légère constatée dans
la tuberculose et non mortelle par elle-même existe
sans doute aussi dans les méningites à méningocoques,
sinon dans les formes purement rachidiennes, du
moins dans les formes basales curables. L'apparition
chez des malades des manifestations les plus discrètes
du syndrome ventriculaire autorise cette supposition.

2. — Ependymite et choroïdite suppurées simples aiguës.

Dès le début de ce travail nous avons laissé entendre
que l'attention des médecins ne nous paraissait pas

suffisamment retenue par cette forme fréquemment
constatée à l'autopsie. Il n'est cependant pas douteux
qu'elle joue un rôle important dans la persistance de
l'infection, dans sa résistance au traitement sérique
et dans le mécanisme de la mort. Qu'on prenne les
notes d'autopsie concernant le malade de M. Ramond
(observation n° III), ou nos observations personnelles
(n°ˢ I, II), les constatations nécropsiques sont à peu
près les mêmes.

a) LE LIQUIDE VENTRICULAIRE :

Aussitôt qu'on ouvre le ventricule latéral, du liquide
céphalo-rachidien s'échappe en abondance. Sa couleur
et sa transparence varient un peu selon les cas. Le
liquide est opalescent dans le cas de M. Ramond. Il
est très louche et tient en suspension des grumeaux
fibrineux comme dans l'observation n° I. Il est franchement purulent, jaune verdâtre dans le cas de L...
(observation n° II). Il est probable qu'il peut être
hémorragique.

L'étude cytologique de ce liquide permet les constatations suivantes : « Les cellules contenues dans
l'épanchement..... sont surtout constituées par des
polynucléaires généralement altérés (globules de pus)
et de grands macrophages. On peut observer tous les
modes de réactions cellulaires, habituels aux inflammations, suivant l'acuité et la durée du processus.

Nous avons cherché dans les exsudats aigus à reconnaître les cellules de l'épithélium épendymaire. Cette

constatation eut été, en effet, très importante. En iden-
tifiant ces cellules, par exemple dans le liquide
céphalo-rachidien recueilli par ponction lombaire, on
aurait pu chercher à diagnostiquer, au cours des
inflammations des enveloppes des centres nerveux,
une atteinte des parois épendymaires desquamées.
Les cellules paraissent s'altérer très vite dans les
liquides inflammatoires. On les reconnaît parfois avec
certitude dans les amas cellulaires constatés au voisinage immédiat de l'épendyme, mais il est très difficile de les distinguer des cellules mononucléaires
diverses, des cellules migratrices provenant par
exemple des plexus choroïdes et qui tombent dans les
cavités ventriculaires.....

Dans les exsudats, les microbes sont parfois extrêmement abondants (pneumocoques). D'autres fois, il
est impossible d'en colorer » (Merle).

Nos examens personnels confirment les résultats
obtenus par M. Merle. En étudiant, sur frottis dessé-
chés, le pus prélevé à l'autopsie de nos méningitiques
dans leurs ventricules, nous avons trouvé soit des
polynucléaires plus ou moins frais (observation n° II),
soit une boue de granulations nucléaires plus ou moins
colorables (observation n° IX). Les cellules de l'épithélium épendymaire ne sont pas facilement reconnaissables. Enfin, il n'est pas toujours possible de
mettre les microbes pathogènes en évidence ; leur
coloration et leur culture sont rendues aléatoires par
le délai de vingt-quatre heures imposé par la loi à
toutes les autopsies. (Nos cas personnels.)

Il y a déjà longtemps, qu'à l'instar de M. Merle, nous avons essayé de trouver dans les liquides de ponction lombaire des cellules de l'épendyme. Comme cet auteur nous avons échoué. Mais peut-être y aurait-il lieu de reprendre la question. Depuis que M. Bériel a inventé la ponction sus-orbitaire, nous possédons un moyen d'aller prendre le liquide céphalo-rachidien plus près de sa source, et nous avons, semble-t-il, de plus grandes chances d'obtenir des cellules de l'épithélium épendymaire desquamées dans les ventricules, puis entraînées par le liquide céphalo-rachidien à travers les trous de Magendie ou de Luschka, dans les lacs sous-arachnoïdiens de la base.

b) LES LÉSIONS VENTRICULAIRES APPARENTES :

Dès que la cavité hémisphérique est débarrassée de son contenu liquide, on constate qu'une vase plus ou moins épaisse tapisse les cornes du ventricule. L'exsudat se collecte surtout dans les culs-de-sac de chaque corne, il y forme des plaques de couleur et de consistance variables, blanchâtres et liquides, verdâtres et épaisses, selon la gravité et l'ancienneté de l'infection. La voûte et les parois latérales de la cavité ventriculaire ne sont pas épargnées. On y trouve des bandelettes fibrino-purulentes ou bien un semis de ponctuations jaunâtres constituées par du pus en voie d'accumulation.

Dans l'épendymite suppurée simple, le pus adhère à peine à l'épithélium épendymaire. La pointe du

7

scalpel, un filet d'eau brisent facilement les adhérences fibrineuses et libèrent l'épithélium du manteau
purulent qui le recouvre.

La surface de l'épendyme offre alors un aspect
spécial. Elle est inégalement violacée et veloutée. Les
vaisseaux qui serpentent sous l'épithélium sont plus
volumineux et plus nombreux qu'à l'état normal, mais
ils sont comme voilés d'une membrane molle et demi-
transparente.

En regardant l'épendyme, on prévoit la sensation
qu'on aura en le palpant. La paroi du ventricule est
molle, gélatineuse au toucher ; le doigt s'y enfonce et
le moindre grattage dilacère l'épithélium et rend
méconnaissable le point qu'on examine.

Le pus adhère aux plexus choroïdes plus fort qu'en
tout autre point du ventricule. L'épendyme qui recouvre ces formations est tapissé d'une couenne jaune,
épaisse, qui s'infiltre dans les replis et masque les formations choroïdiennes à l'œil de l'observateur. Quand
un lavage à l'eau a fait disparaître ce manchon purulent, la congestion choroïdienne devient apparente.
Elle est inégale selon les cas, se reconnaît à la simple
accentuation de la coloration bleue normale ou bien
aboutit à une véritable tuméfaction œdémateuse du
stroma et à une augmentation de volume des bouquets
veineux.

La prédilection du pus pour les plexus choroïdes
pourrait entretenir dans l'esprit des médecins certaines erreurs doctrinales que M. Merle s'est efforcé de
dissiper. S'il est permis de parler de méningite ventriculaire pour rappeler qu'au début de l'infection les

plexus choroïdes, en tant que prolongements pie-mériens intraventriculaires (en apparence), servent à la
propagation de l'infection, il n'y a plus lieu de leur
attribuer un rôle spécial quand tout l'épendyme est
infecté. A la période d'état, on peut s'expliquer la
préférence du pus pour les plexus par la situation
déclive dans laquelle se trouve leur partie postérieure
et par les nombreux replis qui à leur surface appellent
la localisation de la suppuration, mais « les formations
choroïdiennes n'ont plus aucun rôle spécial et c'est
l'épendymite généralisée à la paroi qui constitue le
fait capital ».

Sans nous attarder à discuter les raisons, très intéressantes d'ailleurs, de la localisation habituelle d'une
couenne purulente, épaisse et adhérente, sur les plexus
choroïdes, retenons le fait. Il nous servira plus loin à
expliquer des points de clinique et de diagnostic.

Quand il s'agit de choroïdite et d'épendymite suppurée simple, c'est-à-dire sans distension ni dilatation
(nous ne disons pas sans hypertension), il n'y a pas
lieu de s'inquiéter beaucoup de l'état des trous de
Monro, des trous de Magendie, Luschka, de la perméabilité du ventricule moyen, etc., en un mot des
communications entre le liquide intraventriculaire et
les espaces sous-arachnoïdiens.

Cependant ces orifices ne sont pas toujours totalement libres. En ce qui concerne les trous de Monro.
un peu d'œdème épendymaire peut les rétrécir, des
végétations fibrino-purulentes insérées dans leur voisinage peuvent gêner le passage du liquide (observations nᵒˢ II, I, IX après trépanation).

Il n'en résulte pas nécessairement de l'hypertension. Le processus régulateur de la tension intraventriculaire dépend en effet de deux facteurs essentiels qui sont, d'une part la perméabilité des trous de Monro et des espaces sous-arachnoïdiens, d'autre part la quantité de liquide secrété par les plexus choroïdes en un temps donné. Comme la suppuration qui rétrécit l'orifice des trous de Monro est en même temps capable de gêner la sécrétion du liquide céphalo-rachidien par les plexus choroïdes qu'elle entoure, il s'ensuit qu'un rétrécissement des trous de Monro ou d'autres n'aboutit pas nécessairement à de l'hypertension ventriculaire.

c) LES LÉSIONS HISTOLOGIQUES :

Les lésions macroscopiques ci-dessus décrites sont évidemment l'indice de modifications histologiques importantes. En effet, au niveau de l'épendyme d'abord, de la substance cérébrale ensuite, il existe diverses modifications microscopiques. Faute d'avoir possédé les moyens matériels nécessaires pour étudier nous-même les cerveaux de nos quatre méningitiques (la même lacune se retrouve dans les observations des autres auteurs), empruntons à M. Merle les données histopathologiques de l'épendymite aiguë suppurée à méningocoques.

Cet auteur a étudié les ventricules cérébraux de quatre malades décédés de méningite cérébro-spinale authentique (cas VII, VIII, IX, X de sa thèse). Le cas VII consiste en une ependymo-choroïdite marquée avec abcès à l'insertion du plexus choroïde. Dans l'observation VIII, il s'agit d'une ependymite diffuse avec gainite modérée en voie d'organisation conjonctive et formation de néo-vaisseaux dans la zone sous-ependymaire. — Pour IX, l'ependymite était légère, il y avait des hémorragies sous-ependymaires ; pour X, peu d'ependymite, de l'œdème des mailles névrogliques avec présence de méningocoques.

Au niveau de l'*épithélium ependymaire,* les réactions cellulaires répondent aux deux types principaux de la destruction ou desquamation d'une part et de la réparation par formation de végétations d'autre part.

Dans le premier cas, la desquamation laisse à nu la névroglie sous-ependymaire qui s'infiltre de globules blancs, prolifère et finit par rejoindre les plaques de pus collées sur la surface libre de l'ependyme. Un autre aspect est réalisé par l'augmentation de hauteur et la diminution de largeur des cellules épithéliales. Séparées alors les unes des autres par ce processus histologique, elles figurent à la surface libre de l'ependyme une sorte de palissade marquée en son milieu de noyaux allongés et assombris par condensation de leur chromatine. Parfois, au lieu de laisser des espaces clairs, les cellules de l'épithélium, s'inclinant ou se couchant les unes contre les autres, plissent et festonnent la surface libre de l'ependyme.

Les processus de réparation se réalisent par des reproductions amitotiques de cellules épithéliales. Quelquefois cette multiplication est à peu près régulière et oblitère convenablement la perte de substance.

Le plus souvent, la reproduction est désordonnée et les cellules, s'entassant les unes sur les autres, donnent des végétations, des bourgeons, des villosités qui bombent dans le ventricule ou s'enfoncent dans la zone sous-épendymaire. Toutes ces cellules nouvelles ont les caractères des cellules inflammatoires : leur protoplasma est flou, leurs noyaux sont altérés en situation, en forme et en couleur.

Les lésions sous-épendymaires sont constantes. « Les germes infectieux peuvent être apportés par les vaisseaux péri-épendymaires ou provenir de la cavité ventriculaire infectée, par exemple, par les plexus choroïdes : ils traversent dans ce cas facilement la couche épithéliale et c'est dans la zone névroglique sous-jacente que se produisent les réactions cellulaires et les phénomènes inflammatoires les plus caractéristiques » (1) (Merle).

La trame névroglique s'infiltre de vacuoles qui confluent plus ou moins entre elles et font disparaître le réticulum névroglique caractéristique. On voit à la place une masse de substance granuleuse ou même amorphe. On trouve, en divers endroits de cette zone histologique, des globules rouges, de petites hémorragies, des polynucléaires, peu de lymphocytes, quelques macrophages, parfois des accumulations de cellules migratrices qui constituent des abcès sous-épendymaires de taille variable (Laignel-Lavastine).

----

(1) Le sérum spécifique, introduit par voie ventriculaire, ira fort heureusement combattre cette infection en prenant pour la rejoindre le même chemin qu'elle.

La lésion typique de l'épendymite aiguë est la gainite sous-épendymaire ; car elle est habituelle et déjà
nette quand les autres signes de l'épendymite sont à
peine apparents. « Elle est constituée par la dilatation de la gaine lymphatique des vaisseaux de tous
diamètres, capillaires ou grosses veines. Les cellules
qui la remplissent sont surtout des lymphocytes et
des cellules mononucléaires à plus gros noyaux. Les
cellules conjonctives des parois vasculaires se tumé-
fient, dégénèrent, se désagrègent et se mélangent aux
cellules rondes ; c'est de cette façon que dans beaucoup de cas le vaisseau arrive à être en partie détruit...
La thrombose est fréquente... La gainite est surtout
péri-veineuse...

...Ces phénomènes inflammatoires autour des vaisseaux et particulièrement autour des veines ont une
grosse importance. Ils indiquent d'abord que l'inflammation s'est surtout manifestée au niveau des
vaisseaux ramenant le sang qui a irrigué les ventricules cérébraux ; ils amènent à la notion d'une infection surtout ventriculaire, propagée secondairement
au territoire des vaisseaux de retour. D'autre part,
ces lésions qui arrivent souvent à oblitérer les vaisseaux quand ils sont petits causent des troubles circu-
latoires importants ; elles sont certainement un gros
facteur dans la production de l'exsudation intraventriculaire favorisée par la stase et par suite de l'hypertension intracranienne. Ce point a, du reste, été
noté par certains auteurs (Haushalter et Thiry. —
Alamelle). » (Merle.)

Enfin, signalons encore dans la zone sous-épendymaire la formation de néo-capillaires à paroi incomplète, et des altérations parfois marquées, mais le plus souvent légères, des cellules nerveuses du voisinage.

En ce qui concerne les lésions des plexus choroïdes, on peut voir par comparaison qu'il y a beaucoup plus à dire sur leurs altérations macroscopiques que sur les modifications histologiques. Il y a de la congestion des vaisseaux, des hémorragies interstitielles, une infiltration leucocytaire abondante dans les mailles du stroma et une exsudation séreuse. L'épendymite est marquée de façon variable à la superficie des plexus, elle reproduit les divers types de l'inflammation épithéliale déjà décrits sur la surface libre de l'épendyme ventriculaire proprement dit.

<h3 style="text-align:center">3. — Ependymite et choroïdite aiguës séreuses avec dilatation ventriculaire.</h3>

Nous n'avons trouvé qu'une observation de ce genre. Voici la courte relation donnée de ce cas par MM. Noël Fiessinger et Max François (Réunion médico-chirurgicale de la   ᵉ armée, 1ᵉʳ septembre 1915) dans le *Journal des Praticiens* (4 décembre 1915) : « La méningite avait été précédée d'un érythème polymorphe. Elle se développe brusquement avec une symptomatologie au complet. Le traitement sérique procure une accalmie avec chute de la température, mais apparaît alors du coma et de l'incontinence d'urine. Le sujet succombe en pleine apyrexie, au treizième jour. A l'autopsie, on découvre encore un exsudat basilaire suppuré, mais surtout une distension considérable des ventricules cérébraux par un liquide céphalo-rachidien transparent, légèrement jaunâtre. Ce sujet avait, en somme, succombé à ce qu'il est classique de dénommer une épendymite secondaire. »

Ce cas, unique encore dans la bibliographie de la forme ventriculaire de la méningite cérébro-spinale, présente, malgré la relation imparfaite qu'on en possède, un grand intérêt. Il montre, en effet, que le syndrome d'hydrocéphalie aiguë peut se constituer très rapidement, soit par le mécanisme d'une hypersécrétion à développement rapide, soit par le fait d'une épendymite localisée, sinon primitivement, au moins à un stade précoce de la maladie, sur un ou plusieurs des points rétrécis de la cavité épendymaire. Beaucoup d'intérêt s'attache, par conséquent, à l'étude de la symptomatologie ventriculaire dès le début de la méningite.

4. — Ependymite et choroïdite aiguës suppurées avec dilatation ventriculaire.

Les éléments de la description qui va suivre ont été puisés dans les observations numérotées de IV à X. Mais, comme les lésions épendymaires et choroïdiennes sont moins accentuées chez certains des malades traités par la sérothérapie (et sans doute à cause d'elle), les données de ce syndrome anatomique ont été surtout recherchées dans les cas où la trépano-ponction ventriculaire n'a pas été faite.

En règle générale, dans cette forme anatomique comme dans les précédentes, l'examen de la surface extérieure du cerveau, qu'il soit en place ou déjà sur la table d'autopsie (1), ne permet pas de diagnostiquer la dilatation ventriculaire. L'organe n'est pas notablement augmenté de volume. Sa consistance n'est pas dure, ni anormalement élastique.

Mais aussitôt qu'on fend le ventricule latéral du liquide céphalo-rachidien s'échappe en abondance et *la cavité apparaît, dilatée à des degrés variables.* — Dans les formes légères il existe une simple distension et il faut un examen attentif pour découvrir que les parois sont plus éloignées les unes des autres que dans un cerveau normal. Dans le cas de dilatation il y a en plus amincissement de la substance cérébrale et la cavité ventriculaire apparaît déformée et béante au milieu du parenchyme cérébral étiré.

Une sérosité abondante, du pus, des grumeaux fibrineux s'accumulent dans les cornes ou adhèrent aux parois de l'épendyme. Mais comme ces dernières particularités nous sont connues puisqu'elles existent dans les épendymites suppurées simples, aiguës, sans dilatation des ventricules ; puisque déjà elles ont été longuement décrites au point de vue macroscopique et microscopique, il n'y a pas lieu d'insister.

(1) Il faut toujours examiner le cerveau et ses enveloppes en place avant de l'enlever. Cette méthode permet de découvrir des adhérences arachnoïdo-pie-mériennes, des oblitérations que l'extraction de l'organe détruit. Pour examiner le ventricule latéral à l'aide des coupes de Fleichsig une bonne pratique consiste à faire la coupe sur le cerveau en place entouré de ses méninges. La masse hémisphérique garde ainsi une fermeté qui facilite les examens.

Cherchons plutôt la *cause de la dilatation ventricu-laire*. Le moyen simple pour y parvenir est d'injecter un liquide coloré, au bleu de méthylène par exemple, dans un ventricule latéral et de regarder jusqu'où il parvient. Mais puisque certaines de nos observations montrent qu'entre l'oblitération complète et la per-méabilité parfaite il existe des intermédiaires, il faut aussi et surtout explorer les points rétrécis de la cavité de l'épendyme, les trous de Monro (2), le ven-tricule moyen, et extérieurement le toit du 4ᵉ ventri-cule et le pourtour du trou occipital.

L'œdème sous-épendymaire, des flocons fibrino-purulents suffisent pour rétrécir ou oblitérer partiel-lement les trous de Monro, des plaques de pus peu-vent boucher l'aqueduc de Sylvius. Enfin, c'est bien souvent que l'exsudat « en couche de beurre » en s'étendant sur le toit du 4ᵉ ventricule y adhère plus ou moins. Il en résulte une oblitération, ou tout au moins une obstruction, des trous de Magendie et Luschka destinée à jouer un rôle dans l'étiologie de la dilata-tion ventriculaire et dans le mécanisme de la mort (méningite basale postérieure des auteurs anglais).

Comme toujours souvenons-nous que ces lésions d'épendymite coexistent avec des lésions de méningite et qu'en même temps qu'il existe des adhérences inté-rieures on trouve extérieurement des symphyses méningées, dans le crâne, dans le canal rachidien, qui

___

(1) L'oblitération peut n'intéresser qu'un seul des deux trous de Monro. Dans ce cas il y aura dilatation ventriculaire seulement d'un côté.

favorisent l'hypertension et la stase, entretiennent l'infection et contrarient l'action bienfaisante du sérum spécifique.

5. — Ependymite et choroïdite suppurées subaiguës avec dilatation ventriculaire sans lésions basilaires. — Pyocéphalie.

Les lésions épendymaires et choroïdiennes décrites jusqu'alors ont toujours coexisté avec de graves méningites basales évolutives. — A côté, *il existe des manifestations ventriculaires en activité alors que les lésions de la base sont atténuées ou guéries* : l'épendymite et la choroïdite suppurées subaiguës avec dilatation ventriculaire ou pyocéphalie (Chiray). — Puisque nous ne possédons aucune observation de pyocéphalie, nous ne saurions mieux faire que d'emprunter à M. Chiray des passages de son article.

a) LÉSIONS DE LA PYOCÉPHALIE

« Le cerveau retiré du crâne ne présente, en général, que des lésions légères et cicatricielles. Par place, on voit sur les méninges des zones infiltrées de forme et de taille irrégulière, surtout disposées le long des vaisseaux et à la base du cerveau. Il n'y a, d'ordinaire, plus de dépôts purulents.

La décortication est possible, mais la face interne des lambeaux méningés porte souvent des fragments cérébraux arrachés qui lui donnent un aspect velvétique.

Dans certains cas, les adhérences méningées forment des poches kystiques dans lesquelles ~~subsiste~~ subsistent du liquide louche ; ces pseudo-kystes s'ob~~surtout~~, d'après Dopter, à la face inférieure du cerveau vers la région protubérantielle. La fréquence des adhérences arachnoïdo-pie-mériennes dans cette région est capitale. Elle permet de comprendre comment peut s'établir un barrage entre les espaces sous-arachnoïdiens cérébraux et médullaires.

Le cerveau est augmenté de volume, tendu comme un ballon gonflé, de consistance spéciale. Dès que le couteau atteint les ventricules cérébraux, du liquide sort en jaillissant, témoignant ainsi d'une hypertension considérable.

Les ventricules cérébraux paraissent, d'ailleurs, énormément dilatés, surtout les ventricules latéraux. Leur paroi est gélatineuse, veloutée, et porte comme un voile demi-transparent qui masque les vaisseaux. Il n'y a pas de suffusions hémorragiques, mais on observe des dépôts purulents en forme d'îlots irréguliers. Ceux-ci se voient surtout dans la corne occipitale, temporale ou frontale. Sur section transversale, la paroi ventriculaire paraît épaissie, œdémateuse.

Les plexus choroïdes sont peu augmentés de volume, mais, à leur surface, s'est déposée une nappe purulente. La distension ventriculaire ne s'observe pas seulement sur les ventricules latéraux, mais encore sur le ventricule moyen et surtout sur le 4e ventricule. Celui-ci est, dans certains cas, distendu et déformé, ainsi que l'aqueduc de Sylvius qui le précède.

Le liquide qui baigne et distend les ventricules est

très abondant. Alors qu'à l'état normal les faces opposées des ventricules sont en contact et seulement mouillées, elles sont ici fortement écartées par une quantité de liquide qui dépasse 80 centimètres cubes par ventricule latéral Ce liquide est trouble, jaune, avec des reflets verdâtres, contient des flocons purulents. Il est riche en fibrine, contient des polynucléaires pyoïdes et des méningocoques abondants quand il est examiné à l'état frais. C'est, en somme, un liquide céphalo-rachidien de méningite cérébrospinale aiguë à la période d'état. Ses caractères l'opposent au liquide rachidien qui a pris l'aspect de la période de guérison.

En résumé, les *lésions de la pyocéphalie sont surtout remarquables par le contraste qui existe entre l'état d'infection aiguë ou subaiguë des cavités intracérébrales et la régression presque complète des phénomènes inflammatoires péricérébraux* » (Chiray).

b) LÉSIONS HISTOLOGIQUES :

Les altérations cellulaires constatées dans les épendymites subaiguës pyocéphaliques ne s'éloignent pas notablement de celles décrites par Merle dans les formes aiguës suppurées. L'épithélium épendymaire continue son travail de prolifération irrégulière et réalise des granulations ou des villosités de plus en plus nettes et abondantes. La trame névroglique sous-jacente est très œdémateuse et s'infiltre de tractus de sclérose. La gainite périvasculaire constitue toujours la lésion remarquable de l'épendymite, elle s'entoure souvent d'une infiltration leucocytaire qui dépasse de beaucoup dans la névroglie les limites mêmes du vaisseau.

Et puisque les vaisseaux sous-épendymaires jouent un rôle important dans la résorption du liquide céphalo-rachidien, on est nécessairement amené à conclure que la gainite entre en cause dans la stase intraventriculaire du liquide céphalo-rachidien, dans les mécanismes de l'hypertension ventriculaire et de *l'hydrocéphalie, séquelle rare mais possible, même chez l'adulte, d'une inflammation épendymaire méningococcique* (Walter Dandy et Kenneth D. Blackfon).

PHYSIOLOGIE PATHOLOGIQUE

———

L'épendyme et les plexus choroïdes réagissent à l'agression du
microbe par l'hypersécrétion du liquide céphalo-rachidien. Il en
résulte de l'hypertension.

Un certain nombre de symptômes relèvent de l'hypertension céphalo-
rachidienne : céphalée, hyperesthésie, signe de Kernig, etc...

Selon l'évolution, formation de bouchons purulents ou de cloisons
qui enkystent l'infection :

1° Cloisonnements cérébro-rachidiens qui donnent des méningo-épendymites, avec symptômes méningés et ventriculaires associés.

2° Cloisonnements ventriculo-cérébraux qui peuvent donner des
épendymites secondaires avec ou sans dilatation ventriculaire. Dans
ces cas, le syndrome ventriculaire inflammatoire est plus net.

Signes essentiels du syndrome ventriculaire d'après l'expérimentation
et la clinique : raideur excessive, affaiblissement mental, somnolence, cachexie progressive.

En possession des données d'anatomie pathologique
relatives aux lésions des ventricules latéraux dans la
méningite cérébro-spinale de l'adulte, il nous semble
que la meilleure introduction qu'on puisse écrire à
leur symptomatologie et à leur traitement soit une
courte étude de physiopathologie. Aussi bien n'avons-
nous pas la prétention de résoudre le problème com-

plexe des relations entre les symptômes et les lésions. Très simplement nous nous proposons, en les comparant ensemble et en faisant appel aux données de l'expérimentation, d'obtenir des indications intéressantes telles que, sur le vu d'un symptôme, il nous soit possible de soupçonner sinon d'affirmer l'atteinte du ventricule.

En conséquence, la pathologie des signes nerveux retiendra seule notre attention ; car pour les cas qui nous occupent celle des signes d'infection n'a rien de particulier.

Quand le méningocoque a pénétré, soit directement, soit pas méningite ascendante, dans le ventricule latéral et qu'il y commence sa culture, l'épithélium des plexus choroïdes réagit par l'hypersécrétion. Il est aidé dans ce travail (sans doute un processus de défense) par tout le reste de l'épithélium épendymaire qui, pour la circonstance, s'adapte à un rôle sécrétoire actif (Von Willer).

Cette suractivité épithéliale (qui est plus une dialyse et une excrétion qu'une sécrétion — Mestrezat) se reconnaît histologiquement à l'augmentation de hauteur des cellules épendymaires (1) et cliniquement à l'hypertension du liquide céphalo-rachidien.

Celui-ci, à l'état normal, est résorbé par les veines sous-épendymaires et les gaines rachidiennes. A l'état pathologique, l'infection sous-épendymaire ou la sim-

(1) Retrouvée expérimentalement par PETIT et GÉRARD (Soc. de Biol., 1901-02).

8

ple diffusion des toxines peuvent gêner cette résorption en déterminant des rétrécissements, des oblitérations veineuses, ou seulement des modifications de pression veineuse intracérébrale.

Quoiqu'il en soit, l'hypertension céphalo-rachidienne joue un rôle important dans la production des symptômes. Elle donne la céphalée, l'hyperesthésie, peut-être le signe de Kernig (?), des vomissements.

Avec la progression des lésions, l'hypertension s'exagère et même provoque des troubles fonctionnels de certains centres. On note la torpeur, le Cheyne-Stokes, les troubles sphinctériens, vaso-moteurs, les modifications du pouls.

Sous des influences diverses, où interviennent le microbe, le sérum et bien d'autres causes qui nous sont inconnues, l'infection prend ensuite dans les ventricules et sur les méninges basales, ou dans les ventricules tout seuls une intensité considérable.

Des plaques de suppuration s'appliquent malencontreusement en des points rétrécis de la cavité sous-arachnoïdienne, au niveau du trou occipital notamment, où elles interrompent les communications cérébro-rachidiennes.

D'autres placards, collés sur le toit du 4e ventricule, sur les trous de Magendie et de Luschka séparent l'une de l'autre la cavité épendymaire et la cavité sous-arachnoïdienne qui communiquent à l'état normal.

D'autres, enfin, atteignent les trous de Monro ou l'aqueduc de Sylvius.

Ces processus d'enkystement favorisent le dévelop-

pement d'hypertensions localisées, variables d'ailleurs, surtout au début, selon l'état anatomo-pathologique des plexus choroïdes, de l'épendyme et des voies
de résorption (1).

Quand l'exsudat « en couche de beurre » de la base
du cerveau s'étend autour du trou occipital, l'hypertension porte sur tous les éléments nerveux que
contient la cavité crânienne. Les signes ventriculaires
sont masqués par les signes de la base ou de l'écorce
mais prennent quand même un certain développement
qui peut les faire reconnaître. On trouve beaucoup
de signes de l'hypertension intracranienne intra et
extracérébrale : céphalée, vomissements, torpeur, raideur, etc., etc.

Dans un nombre élevé de cas les évolutions anatomiques ne sont ni simultanées, ni parallèles.

Le méningocoque, comme les grains colorés d'encre
de Chine ou de carmin (Sicard), n'atteint que tardi-
vement les ventricules. Mais il y végète en sûreté, à
l'abri du sérum spécifique.

Parfois il en sort pour réinfecter les méninges et
donner des rechutes ; souvent il s'y cantonne. On voit
alors les méninges lombaires guérir tandis que l'épendymite ventriculaire évolue et s'enkyste. L'oblitération des trous de Monro, de l'aqueduc de Sylvius et
du 4e ventricule, plus souvent peut-être que l'oblitéra-

(1) MM. WALTER DANDY et KENNETT D. BLACKFAN en oblitérant avec
du coton l'aqueduc de Sylvius chez des chiens ont produit des syndromes anatomo-cliniques qui les conduisent à envisager au point de
vue pathologique deux sortes d'hydrocéphalie interne : l'une par
cbstruction et l'autre par défaut de résorption.

tion des trous de Magendie et Luschka (1), favorisent le développement d'une hypertension exclusivement intraventriculaire qui va dominer toute la symptomatologie. Puis, l'absence de la contre-pression extraventriculaire réalisée dans l'hypertension céphalique ou céphalo-rachidienne totale va permettre la distension, puis la dilatation pyocéphalique et souvent, enfin, hydrocéphalique aseptique du ventricule latéral. Dans ces cas, l'on trouvera les signes essentiels du syndrome ventriculaire inflammatoire.

Il ne saurait être question de relever en détail les expériences employées à la détermination du syndrome ventriculaire inflammatoire. Après Vulpian, Cossy, dans sa thèse (1879), a montré l'inexcitabilité directe des parois des ventricules. Selon lui, le syndrome du ventricule latéral tient à la compression des centres nerveux voisins. Plus tard, M. Armand Delille obtient des raideurs spasmodiques des membres en injectant de la vaseline dans les ventricules d'un chien.

Mais, à la vérité, il ne reste pas grand chose, au point de vue clinique, des expériences destinées à réaliser le syndrome ventriculaire inflammatoire. Comme en pathologie, l'infection chez les animaux sains en expérience se propage très vite par les voies habituelles aux méninges (2) de la base et rend impossible

---

(1) A l'état physiologique ces trous peuvent faire défaut sans engendrer le moindre trouble.

(2) Théoriquement il semble possible de reprendre ces expériences en provoquant d'abord des méningites basilaires. Le mélange talc, acide gras, nucléinate de soude, de J. Camus pourrait être essayé.

la dissociation des signes des ventricules avec les signes de la méningite basale.

Peut-être est-il alors possible, en comparant encore la clinique et l'anatomie pathologique, en faisant appel à des notions de physiologie, de trouver des signes spéciaux au ventricule ?

Les *raideurs tétaniformes des membres* paraissent appartenir à la symptomatologie ventriculaire puisqu'elles ont été réalisées par l'expérience et qu'on les retrouve en clinique dans l'inondation ventriculaire, la méningo-épendymite, la pyocéphalie et l'hydrocéphalie.

L'*affaiblissement intellectuel* prend un aspect si spécial dans les réactions épendymaires inflammatoires que, malgré sa pathogénie obscure, il faut en tenir le plus grand compte quand on le constate.

De même la *somnolence permanente* paraît avoir avec les lésions des ventricules une parenté étroite. Sans doute elle existe dans beaucoup de méningites basilaires ; mais il est aussi frappant de constater qu'elle fait le symptôme essentiel de la maladie du sommeil, affection qui comporte précisément une trypanosomiase ventriculaire constante.

Enfin par l'intensité et la rapidité de son développement dans les cas d'atteinte ventriculaire, la *cachexie progressive* mérite de compter au nombre des éléments du syndrome. Elle a, d'ailleurs, frappé tous les auteurs comme elle nous a surpris nous-même. M. Ramond suppose que dans la région des ventricules existe un centre d'amaigrissement superposé au centre d'engraissement de Frœlich (1). Peut-être suffit-il de se souvenir avec M. Mestrezat que le liquide céphalo-rachidien est un liquide neuro-protecteur dont le rôle essentiel est de maintenir normale l'excitabilité cellulaire. Pour qui connaît l'influence du système nerveux sur la nutrition générale, il est simple de conclure de l'adultération du liquide céphalo-rachidien à l'engourdissement de la cellule nerveuse et de son excitabilité diminuée à l'affaissement des processus de nutrition.

Telles sont les déductions qu'on peut tirer de cette petite étude où voisinent pour la comparaison l'anatomie normale, la physiologie normale, l'anatomie pathologique et les faits cliniques.

En permettant d'entrevoir les lésions au travers des symptômes, elle rendra moins aride l'étude clinique et, au moment du traitement, légitimera les méthodes qui seront proposées contre l'infection ventriculaire aiguë, subaiguë et associée ou non à la méningite basilaire.

(1) Et situé par cet auteur dans le voisinage du chiasma et de la glande pinéale.

ETUDE CLINIQUE

1. Description générale. — 2. Analyse des symptômes. — Formes
cliniques.

Difficulté d'individualiser le syndrome inflammatoire dans la M. C. S.
— Etude clinique d'après les observations, l'anatomie et la physiologie pathologiques.

I. — Description générale : Dans une méningite cérébro-spinale
recrudescence ou rechute. — Après les signes spinaux apparaissent des signes cérébraux, puis des signes ventriculaires. — Résultats du laboratoire. — Effets du traitement sérique par voie rachidienne.

II. — Analyse des symptômes : 1° Signes cliniques, 2° Signes de
laboratoire et réactions du malade au traitement.

1° *Signes cliniques :*

a) Signes nerveux : céphalée paroxystique, hyperesthésie, vomissements, *somnolence, obnubilation intellectuelle,* délire, *contractures*
et état des réflexes, *cachexie progressive,* état des sphincters, des
yeux.

b) Signes d'infection : fièvre, pouls, respiration.

2° *Signes de laboratoire. — Réactions du malade au traitement sérique :* Formule biologique du liquide céphalo-rachidien selon l'état
des communications cérébro-rachidiennes et ventriculo-cérébrales.
— Formule de guérison alors que la maladie s'aggrave. — Crises
congestives épileptiformes et signe de Chiray. — Intérêt de l'étude
manométrique du liquide céphalo-rachidien.

III. — Formes cliniques : Ependymite latente. — Méningo-épendymite aiguë. — Méningo-épendymite aiguë progressive. — Ependymite subaiguë simple séro-purulente (pyocéphalie). — Ependymites
secondaires et épendymites primitives.

L'individualisation du syndrome ventriculaire dans la méningite cérébro-spinale se heurte à maintes difficultés que l'anatomie et la physiologie pathologiques font prévoir.

Au point de vue anatomique, on a vu que la localisation ventriculaire de la méningite cérébro-spinale était, exceptionnellement, primitive ou isolée chez l'adulte. En règle générale, elle n'est qu'un stade évolutif ou une complication de l'infection méningococcique. Dès le début des accidents la méningite est uniquement spinale ; plus tard, par voie ascendante, elle devient basale ; à ce moment seulement, les méninges peuvent infecter l'épendyme. Mais deux alternatives se présentent : ou bien la méningite de la base continue son évolution et mêle ses symptômes à ceux du ventricule latéral, ou bien, presque guérie, elle achève sa cure et démasque lentement la symptomatologie ventriculaire. On est donc exposé à ne pas voir le syndrome ventriculaire, à le voir mal ou trop tard.

D'autre part, pour des raisons de physiopathologie, en admettant que les signes présentés par le malade soient tous causés par les lésions des ventricules, ils ne sont pas quand même faciles à identifier. Depuis Vulpian on enseigne, en effet, que le ventricule n'a pas dans ses parois de centres nerveux spécialisés et que ses symptômes sont tous puisés dans le vaste syndrome d'hypertension intracranienne dont chacun sait les origines multiples.

En vérité, l'épendymite et l'hypertension céphalo-rachidienne ne font pas nécessairement une équation. Le liquide céphalo-rachidien peut être surabondant ;

par choroïdite, il peut aussi diminuer de quantité. L'évacuation du liquide neuro-protecteur et sa résorption dépendent de plusieurs facteurs dont la perméabilité des trous de communication n'est que le plus évident. En conséquence de graves lésions ventriculaires peuvent échapper à l'observateur s'il ne tient compte que du syndrome d'hypertension.

Les difficultés qu'on rencontre pour réunir les signes propres à l'inflammation des ventricules autorisent-elles cependant à entretenir le dogme de la latence des épendymites aiguës ? Faut-il renoncer à écrire un chapitre clinique sérieux de l'épendymite méningococcique, laisser à une inspiration heureuse le soin de la soupçonner assez tôt pour la traiter comme il convient et la guérir ? — Il semble qu'il y ait mieux à faire en lisant les notes de clinique et d'expérimentation de MM. Delamare et Merle, de MM. Walter Dandy et Kenneth D. Blackfon, les observations que nous avons rapportées et celles qui nous sont personnelles. Certains symptômes signalés chez les animaux mis en expérience par les deux auteurs parisiens et par les deux médecins américains reparaissent aussi dans toutes les observations cliniques.

En groupant les documents, il n'est pas douteux, par conséquent, qu'on puisse écrire l'observation type du syndrome ventriculaire inflammatoire de la méningite cérébro-spinale. Après ce travail d'ensemble, il faudra analyser les symptômes et donner à chacun sa valeur, puis indiquer les principales variations symptomatiques qui constituent les formes cliniques.

§ I. — DESCRIPTION GENERALE

Un malade, en traitement depuis un certain nombre de jours pour méningite cérébro-spinale, n'avait plus de fièvre et paraissait entrer en convalescence quand, brusquement, une nouvelle ascension thermique, des frissons, un malaise donnent l'alarme et avertissent que le microbe se réveille.

Cette rechute ou recrudescence n'a d'abord rien de spécial. La fièvre est élevée, le pouls est irrégulier, le malade se plaint de vives douleurs, frontales, occipitales, lombaires et de ces douleurs lancinantes irradiées aux membres inférieurs que nous avons vu rarement manquer dans la méningite cérébro-spinale.

Toujours la raideur s'accentue ; elle intéresse la nuque et le dos ; le signe de Kernig qui, d'ailleurs, était resté nettement positif s'exagère sous toutes ses formes. Le malade prend à nouveau l'attitude caractéristique qui unit l'opisthotonos du tétanos à la position en chien de fusil de la méningite tuberculeuse. L'état d'hypertonicité musculaire qui s'était beaucoup atténué avec la régression des symptômes augmente à nouveau ; la réaction du myoœdème redevient rapide et forte.

L'appétit est faible mais suffisant pour les besoins du malade. Les vomissements sont rares ou manquent complètement.

Il n'y a pas de photophobie et les yeux sont grands ouverts. Ils sont douloureux à la pression.

L'intelligence est intacte.

Il n'est pas douteux qu'il s'agit d'une rechute ou recrudescence de méningite à localisation spinale prédominante. La ponction lombaire s'impose au double point de vue diagnostique et thérapeutique.

Le liquide céphalo-rachidien, les jours précédents, était limpide ; maintenant, dans l'espace de quelques heures, il est devenu opalescent, louche ou laiteux. Il jaillit sous des pressions variables, en gouttelettes espacées ou serrées, en un mince filet qui bave contre l'aiguille, plus rarement en jet.

Centrifugé, il contient un abondant dépôt, riche en albumine, en polynucléaires frais, mais souvent pauvre en microbes spécifiques. Ce schéma souffre, d'ailleurs, mainte variation ; l'important c'est qu'à la place des lymphocytes on trouve des polynucléaires et qu'au lieu d'un liquide amicrobien on rencontre un liquide contenant des méningocoques.

On reprend la sérothérapie, par fortes doses journalières d'abord, puis par injections diminuées et espacées. Le malade paraît s'améliorer ; la fièvre baisse.

Puis, un jour, l'aspect général est moins favorable. Il y a de l'*accablement, de la prostration.* Le patient accuse le sérum de le fatiguer. Il demande au médecin de lui faire grâce des injections rachidiennes qui, bien supportées jusqu'alors, sont maintenant douloureuses et attendues avec appréhension.

L'*hyperesthésie* se développe sur tout le corps. Le malade de notre observation n° IX, très courageux jusqu'alors, gémissait quand on le touchait et pleurait d'angoisse quand arrivait le moment de la ponction.

La *courbe thermométrique* n'offre pas de grandes différences avec celle des jours précédents. Comme d'habitude, elle suit mal l'évolution de l'infection ; son fréquent désaccord avec les symptômes paraît même s'être accentué. Le pouls est variable, plutôt ralenti.

La faiblesse mentale se superpose à la faiblesse physique. Elle débute par de l'*inattention* aux questions posées, de l'*indifférence*. Puis le malade tombe dans un état de *somnolence* caractéristique.

Constamment enfoncé sous les couvertures, couché sur un flanc, tourné du côté opposé à la lumière, les yeux clos, il n'accorde aucun regard à ceux qui l'entourent et aucune attention à ce qui se passe. Il faut le secouer, l'appeler pour l'éveiller. Il accepte la nourriture qu'on lui apporte et la prend avec satisfaction, mais en glouton, comme un jeune enfant ; puis, il reprend son sommeil.

Le fonctionnement de l'appareil digestif laisse à désirer. La langue devient saburrale et sèche. Des nausées, puis *des vomissements* apparaissent. Il y a peu de constipation.

Si on observe le malade, on remarque qu'il mâchonne.. Par intermittences, son visage s'anime, grimace, rougit et pâlit alternativement. De temps en temps, le malade marmotte quelques paroles incompréhensibles ou bien rêve doucement (observations VI, IX).

La raideur s'accentue encore et la douleur de nuque prend le pas sur les autres algies.

A ce moment, il devient évident que la méningite n'est plus seulement rachidienne. La torpeur et la somnolence, les vomissements, un peu de photophobie, la douleur occipitale, souvent aussi du rythme de Cheyne-Stokes autorisent à diagnostiquer une méningite haute, basale sans doute. Cette localisation est probable puisqu'elle est la plus fréquente, mais elle n'est pas certaine puisqu'il n'existe aucun signe de paralysie ou d'excitation des nerfs crâniens....... Jusqu'alors, rien n'autorise à soupçonner une localisation ventriculaire.

Malgré le traitement, le tableau clinique s'aggrave et se surcharge de nouveaux symptômes.

La somnolence prend d'abord une intensité extrême ; à certaines heures, la visite du médecin et l'examen qu'il fait subir au malade n'interrompent même plus son repos. Son intelligence sombre lentement. Quand, après mainte sollicitation, il se réveille, ses regards, qui n'ont plus d'expression, glissent lentement sur les gens et les choses sans les fixer.

Cette hébétude se manifeste encore par des troubles du langage. Le malade répond par des monosyllabes ou par phrases incomplètes ou incohérentes aux questions qu'on lui pose. Dans tous les cas, il n'a plus la vigueur cérébrale nécessaire pour créer une idée raisonnable et l'exprimer de façon correcte. Il arrive qu'il ait du délire. Rarement c'est un délire violent de paroles (observations II, VI, X).

Mais, souvent, ce sont des *cris déchirants* que pousse

le malade. Bientôt, en effet, avec les progrès de la maladie, la somnolence est interrompue par une *céphalée paroxystique* atroce (observation IX). Le malade, couché sur un flanc, tête défléchie, les yeux clos et la bouche entr'ouverte, gémit, pousse des cris, en même temps que, par petites crises, son visage contracté reproduit une mimique de céphalalgie violente que les médecins de méningitiques connaissent bien. Parfois, on obtient du patient qu'il fasse connaître le siège de sa douleur, alors il se plaint surtout de la région occipitale et de la nuque.

Avec les crises de céphalée apparaissent les *crises de vomissements*. Ils étaient rares, maintenant ils sont fréquents. Ils portent sur la plus grande partie des ingesta et, par conséquent, compromettent gravement la nutrition. Ils ont les caractères des vomissements encéphaliques : incoercibles et non précédés d'efforts. Un rien les provoque : des mouvements, l'acte de s'asseoir sur le lit, la percussion du crâne avec le doigt (Koplik), la compression des globes oculaires (observation IX).

L'exagération du tonus musculaire, déjà notable aux périodes rachidiennes, puis basale de la méningite, subit maintenant une modification de la plus haute importance pour le diagnostic. Quand on soulève les membres des malades (par exemple dans l'intention de rechercher leurs réflexes), on éprouve, dans beaucoup de cas, une certaine difficulté à vaincre de petites *contractures* (voir observations).

Il semble qu'avec les progrès de la maladie *les membres s'enraidissent*. Au degré le plus faible

on note seulement de la raideur des membres inférieurs, dans les cas accentués *il se produit un état
tétaniforme* avec raideur extrême, flexion des bras et
extension des jambes. La raideur, à ses divers degrés,
nous le verrons encore plus loin, est un des symptômes essentiels du syndrome ventriculaire.

Très souvent la maladie marche à grands pas et le
malade maigrit à vue d'œil. La fonte graisseuse et
musculaire est extrêmement rapide. En quelques
jours, un malade qui présente le syndrome ventriculaire inflammatoire passe d'une maigreur relative à
l'*état squelettique* et. pour employer une expression
populaire, mais la plus caractéristique qu'il soit, « il
n'a plus que la peau sur les os ». Ces phénomènes,
capables, pour des raisons physio-pathologiques, de
se réaliser du seul fait du syndrome ventriculaire,
sont évidemment d'autant plus accentués que le
malade vomit plus fréquemment (la plupart des observations).

Enfin surviennent des *troubles sphinctériens,* parfois de la rétention, mais plus souvent du *gâtisme* avec
urines et selles involontaires. La peau devient
rugueuse, écailleuse, présente des éruptions diverses,
enfin, dans les cas qui traînent, se couvre d'escarres.

Le *liquide céphalo-rachidien* ne subit pas, avec la
marche ascendante de la maladie et avec ses transformations anatomiques, les modifications importantes
qu'on pourrait supposer. La difficulté des communications sous-arachnoïdiennes entre le cerveau et la
moelle d'une part, l'enkystement de l'épendyme
enflammé par l'occlusion plus ou moins complète des

trous de Magendie et Luschka d'autre part, rompent nécessairement le parallélisme entre la formule biologique du liquide de ponction lombaire et l'état des méninges cérébrales ou de l'épendyme.

La conséquence immédiate des grands cloisonnements sous-arachnoïdiens est *de diminuer la quantité de liquide céphalo-rachidien* qu'on peut obtenir par ponction lombaire. Le flux neuro-protecteur n'aboutit plus au canal rachidien et les ponctions, jadis abondantes, ne donnent que quelques centimètres cubes ou quelques gouttes de *liquide clair* ou parfaitement limpide.

L'examen microscopique de ce liquide fournit des indications rassurantes qui ne cadrent pas avec la gravité de l'état du malade, mais qu'on peut s'expliquer et réduire à leur exacte valeur avec un peu de réflexion. Le liquide obtenu est exclusivement rachidien, nullement cérébral, et sa formule biologique traduit seulement l'état anatomique des méninges spinales. Celles-ci, restées accessibles au sérum d'une part et à peu près à l'abri des réinfections d'origine cérébrale d'autre part, se trouvent dans les conditions les plus favorables pour guérir et, par conséquent, le liquide qui les baigne s'appauvrit en éléments cellulaires et se rapproche de la normale. La notion d'un liquide lombaire voisin de la normale au double point de vue cytologique et bactérien autorise, par conséquent, à soupçonner une méningite haute, et souvent une localisation ventriculaire.

Fréquemment le liquide céphalo-rachidien s'écoule en *gouttelettes jaunes comme le sérum.* Par centrifu-

gation on voit, en effet, que le sérum injecté la veille
ne s'est pas résorbé. C'est un argument pour conclure
à des cloisonnements qui gènent sa diffusion vers le
cerveau.

Enfin, l'*injection de sérum bien tolérée jusqu'alors
peut donner des accidents au stade ventriculaire de la
méningite.* Aussitôt après l'injection le malade
éprouve de l'angoisse, il rougit, se plaint d'étouffer,
présente de l'agitation, vomit un peu, son pouls faiblit
et pendant dix minutes environ un tableau quelque
peu inquiétant retient le médecin auprès du malade et
introduit en son esprit des doutes sur l'innocuité de
la sérothérapie à cette période (observation IX).

D'ailleurs, les appréhensions du médecin sont bien
légitimes. De jour en jour, d'heure en heure, la situation s'aggrave, le malade tombe dans le coma.

Il a du rythme de Cheyne-Stokes et fait de graves
crises convulsives (observation VI). Enfin, son pouls
s'accélère et la mort survient malgré le sérum, les
ponctions lombaires et tous les toni-cardiaques de la
thérapeutique.

§ II. — ANALYSE DES SYMPTOMES.

On s'est attaché dans la description précédente à
indiquer sous une forme synthétique les principales
caractéristiques de l'évolution et de la symptomato-.
logie d'une méningite cérébro-spinale compliquée de
localisations ventriculaires. Mais dans un pareil .

exposé, pour rendre vivante la scène clinique, il faut, malgré tout, individualiser la description, mettre en vedette certains signes et en masquer quelques autres. La vérité scientifique exige, par conséquent, qu'on donne des retouches à la symptomatologie en analysant chaque symptôme.

Les lésions des ventricules latéraux dans la méningite cérébro-spinale se traduisent en clinique par deux sortes de signes : 1° des signes cliniques, 2° des signes de laboratoire. — La première catégorie comprend : a) les symptômes nerveux, b) les symptômes généraux ou d'infection. Dans la deuxième catégorie, nous décrirons les modifications biologiques produites dans le liquide céphalo-rachidien par les localisations épendymaires et par le traitement sérique.

1° Signes cliniques.

a) SYMPTOMES NERVEUX.

La *céphalalgie* ne manque jamais dans la méningite cérébro-spinale, à plus forte raison dans la forme ventriculaire. Son intensité suit exactement la marche des lésions anatomiques, augmentant quand les perturbations cérébrales s'exagèrent, diminuant quand une évolution favorable se dessine. Comme ce n'est guère le cas dans les localisations ventriculaires de la méningococcie, la céphalée prend bien vite une *intensité considérable*. L'hypertension intracranienne et intraventriculaire, qui la conditionnent, déterminent des *paroxysmes atroces.* La douleur arrache des cris au malode; elle est souvent diffuse, mais parfois on peut noter qu'elle se localise.

Le malade se plaint de son front (observation I), de sa nuque ; rarement la céphalée est unilatérale. Chez plusieurs de nos malades, au stade ventriculaire de la maladie, la douleur de la nuque ou la douleur occipitale était devenue prédominante. Ce n'est pas pour surprendre puisqu'une localisation préférentielle de la méningite basale, qui évolue souvent avec la lésion ventriculaire, est précisément la région du cervelet (observation II).

Quand la communication persiste entre l'épendyme et les espaces sous-arachnoïdiens une ponction lombaire décompressive peut atténuer la céphalalgie ; au contraire, quand le processus intracérébral est enkysté, cette pratique n'apporte aucune sédation à la douleur.

L'*hyperesthésie* va de pair avec la céphalalgie, mais, de même que ce symptôme, elle n'a de valeur dans le diagnostic des lésions ventriculaires que par son exagération extrême. Le calme, le repos, le silence et la douceur sont surtout nécessaires aux méningites hautes, à plus forte raison aux méningites ventriculaires.

Les *vomissements* appellent la même remarque.

Habituels au début de la méningite cérébro-spinale, ils disparaissent en effet presque complètement à la période d'état. Aussi leur constatation, à un stade avancé de la maladie a-t-elle une grande importance ; elle indique une poussée d'infection cérébrale (observation IX). Mais le caractère de vomissements encéphaliques n'autorise pas à conclure sûrement à la lésion épendymaire, puisque le centre bulbaire du vomissement peut aussi bien recevoir des excitations d'une méningite basale que d'une hypertension ou d'une suppuration de la cavité épendymaire.

La *somnolence* déjà notée par Birnbaum prend une importance si grande dans le syndrome ventriculaire qu'on peut la classer parmi les signes cardinaux de cette lésion. Le malade, encore bien éveillé les jours précédents, se plaint de fatigue continuelle et à chaque moment de la journée sommeille. Puis, la torpeur devient continuelle (observations V, VI, VIII, IX). Le malade ne l'interrompt que pour changer de place, avaler l'aliment qu'on lui apporte ou pour répondre lentement aux questions qu'on lui pose. A un moment le sommeil devient si profond que le malade reste immobile dans son lit. Il faut l'appeler, le secouer pour le sortir de cette torpeur qui conduit progressivement au coma. Toutefois, il est des cas où ce symptôme est fruste. Dans les formes à évolution rapide, la céphalalgie réveille le malade et le délire masque la torpeur et l'engourdissement cérébral.

L'*obnubilation intellectuelle* est encore un excellent signe de localisation ventriculaire dans la méningite cérébro-spinale (observations II, IV, V, VI, X). Le malade témoigne d'abord de l'indifférence pour tout ce qu'il voit et tout ce qui lui arrive. La vue de ses parents ne lui cause aucun plaisir, il n'a pas un regard pour eux. Ce qui se passe autour de lui, le mouvement de la salle ne retiennent pas son attention. Quand on l'éveille, il jette autour de lui des regards hébétés qui ne fixent rien. La compréhension intellectuelle est lente et les réponses qu'il donne sont incomplètes, imparfaites ou ridicules. — Quand avec l'aggravation des lésions apparaît du *délire,* cet état d'insuffisance intellectuelle n'est possible à reconnaître que dans les intervalles où le malade se calme.

Les *contractures* affectent, dans de nombreux cas, de syndrome ventriculaire, un aspect spécial, qui a une certaine valeur pour le diagnostic. Chacun sait que la raideur de la nuque et le signe de Kernig sont des symptômes essentiels de la méningite cérébro-spinale. Dans les formes cérébrales de cette affection, ces signes prennent une intensité extrême. La raideur de la nuque se transforme en un opisthotonos très notable; sur le signe de Kernig se greffent des raideurs des membres inférieurs, parfois même de véritables contractures en extension (observations I, II, V, VI, VIII, IX).

On rencontre des malades chez lesquels se produit même du tétanos (Leroux et Viollet, Coste et Pinseau). Personnellement, nous croyons que ce pseudo-tétanos (D'Espine), ou mieux *ces raideurs tétaniformes* sont un excellent signe de distension ou de dilatation ventriculaire (1). Enfin, M. Ramond a décrit un cas où la

(1) Quelques mois avant la guerre nous avons eu l'occasion de traiter dans le service de notre Maître, M. le Professeur P. Simon, un cas d'urémie tétanique. L'autopsie montra qu'il existait une légère dilatation des deux ventricules latéraux. Ce cas, joint à d'autres, fait l'objet d'un travail qui a été commencé en collaboration avec M. le Professeur agrégé Fairise et qui allait paraître quand la guerre a éclaté.

raideur était telle qu'il existait une véritable parésie spasmodique.

Quand l'épendymite des ventricules traîne en longueur alors que la méningite basale guérit, les rai-- deurs persistent. Elles affectent des types variables. Tantôt elles sont légères et n'intéressent que les membres inférieurs, tantôt elles sont notables et frappent aussi les membres supérieurs qu'elles maintiennent en flexion. Le trismus est rare.

Parfois ces raideurs se transforment en *secousses* (observation II), en crises de *tremblement* ; chez d'autres malades elles s'exagèrent sous forme de *crises toniques* sans mouvements cloniques. Ces variations symptomatiques relèvent sans doute d'un mécanisme physiopathologique analogue à celui qui donne l'état tétaniforme.

L'état des *réflexes tendineux* n'est pas en rapport avec le degré des contractures. Ils sont soit diminués, soit abolis. Ils s'observent encore de façon suffisamment apparente sur les membres inférieurs, mais sont le plus souvent impossibles à trouver sur les membres supérieurs.

L'*amaigrissement progressif* et son aboutissant la *cachexie* sont signalés dans tous les cas de méningite cérébro-spinale à forme prolongée. Or, dans ces cas-là, nous savons qu'à l'autopsie on trouve d'habitude des lésions ventriculaires.

Il n'est pas nécessaire que la maladie traîne beaucoup en longueur pour que la fonte des muscles se réalise. En quelques jours, un malade atteint d'épendymite perd sa graisse et ses muscles. L'aspect squelettique du malade est alors caractéristique à

observer (observations IV, V, IX, X). La face donne
une impression de maigreur considérable analogue à
celle des phtisiques au moment de la mort. Les membres sont d'une maigreur extrême et les articulations
font sous la peau de gros bourrelets irréguliers. Les
mains sont décharnées. Enfin, le tronc est si maigre
que la peau semble s'insinuer entre les côtes et que le
ventre aplati dessine une courbe de rétraction aux
deux extrémités latérales de laquelle les épines ilia-
ques viennent produire deux volumineux reliefs. —
La peau est sèche. plissée, écailleuse ; elle se couvre
d'éruptions squameuses (observation IX) et dans la
cachexie extrême présente des escarres aux points de
décubitus (observations IV, V, VI, VII).

Les *sphincters* sont souvent paralysés. Il n'y a vraiment pas lieu de s'en étonner quand on connaît le
degré de cachexie et d'insuffisance mentale auquel
parviennent les malades.

L'*état des yeux* est capable d'orienter le diagnostic
dans le sens de la lésion ventriculaire, mais probablement pas dans tous les cas (observation IV). L'ophtal-
moscope, qui a établi l'existence de la papillite dans
la méningite cérébro-spinale, montre, en effet, une
stase papillaire plus ou moins prononcée chez un certain nombre de malades. Parfois, dans les formes prolongées de méningite, c'est l'hypertension intracranienne ou intraventriculaire qui la conditionne, mais
bien souvent la stase œdémateuse n'est qu'un signe
d'inflammation papillaire et n'autorise pas à soupçonner l'épendymite et l'hydrocéphalie aiguës. D'ailleurs existe-t-il une stase papillaire dans tous les cas

de distension ventriculaire méningitique ? Quel degré d'hypertension intracérébrale faut-il pour la produire ? Ces points essentiels n'ont point reçu de solution et doivent être mis à l'étude.

En tout cas une lourde erreur serait de conclure à l'intégrité de l'œil parce que le malade ne se plaint pas des fonctions de cet organe. Dans l'état où le patient se trouve et en raison de l'intérêt qui s'attache au diagnostic précoce des stases papillaires par hypertension, l'examen des yeux dans la méningite cérébro-spinale devrait être systématique et non pas commandé par les circonstances. Nous regrettons, pour notre part, de n'avoir pas eu la ressource de l'effectuer chez nos malades.

b) symptômes généraux ou d'infection

La *fièvre* n'a pas une grande valeur révélatrice. Elle dépend, en effet, de l'état des méninges rachidiennes et basales en même temps que de l'épendyme ; elle est en relation étroite avec l'état des grands appareils et sans doute avec l'état du centre nerveux thermo-régulateur. On ne saurait donc beaucoup se fier à elle, même quand par de grandes oscillations elle prend le type d'une fièvre de suppuration et, par conséquent, pourrait autoriser à diagnostiquer un enkystement de pus dans les ventricules (Chiray).

L'opinion que nous venons d'émettre est d'autant plus légitime qu'on connaît des observations où « malgré la présence d'une inflammation aiguë intracérébrale, avec flocons purulents et globules de pus dans les ventricules, la température n'était pas montée au-dessus de 37°9. » (Merle).

Le *pouls*, la *respiration* peuvent faire l'objet des mêmes remarques. Leur rythme dépend de l'hyper-tension intracranienne qui obéit elle-même aussi bien au facteur de la méningite basale qu'à celui de l'épen-dymite ventriculaire. Mais, évidemment, dans les for-mes chroniques et cachectisantes de la méningite cérébro-spinale, où l'on sait que les lésions de la base ont presque toujours guéri, il faudrait faire grand cas de la lenteur et de la variabilité du pouls, d'un rythme de Cheyne-Stokes habituel et de périodes d'apnée.

2° Signes de laboratoire

MODIFICATIONS BIOLOGIQUES DU LIQUIDE CÉPHALO-RACHIDIEN DU FAIT DE L'ÉVOLUTION ET DU TRAITEMENT.

Au cours de la description générale, nous nous sommes longuement étendu sur les indications néga-tives données dans certains cas par la ponction lom-baire au moment même où la maladie prenait une tournure fâcheuse. Rappelons seulement en quelques mots que la présence ou l'absence de cloisonnements ventriculo-cérébraux et cérébro-médullaires règle les constatations cytologiques qu'on peut faire dans le liquide de ponction lombaire. Si les communications sont libres, les signes cliniques spéciaux à l'épendy-mite ventriculaire sont nécessairement un peu frustes mais la formule biologique du liquide céphalo-rachidien est celle d'une méningite à méningocoques aiguë évolutive. Si les communications sont imparfaites ou rompues, la symptomatologie ventriculaire s'accentue mais les formules cellulaire et bactérienne du liquide de ponction lombaire prennent le type de la guérison (Netter et Debré).

Nous savons que ces constatations, appuyées par la double notion de la raréfaction du liquide péri-médullaire et de la lenteur de la résorption du sérum injecté ont une grande valeur diagnostique.

Mais *on peut tirer du traitement lui-même les indications les plus utiles pour la découverte des lésions ventriculaires.* MM. Netter et Debré, MM. Jehle et Hohn, M. Dopter, M. Hutinel, M. Ramond ont observé au cours de la sérothérapie (1), dans la méningite cérébro-spinale grave, aussitôt après l'injection, des malaises parfois inquiétants caractérisés par une sensation d'angoisse, de la rougeur intense de la face, de la dyspnée, une céphalée vive et des vomissements (Dubosc). M. Cazamian, sous le nom de « crises congestives épileptiformes », a décrit les mêmes symptômes dans les méningites cérébro-spinales à liquide crémeux. Pour avoir observé nous-même au cours de la sérothérapie et à mainte reprise les mêmes troubles chez trois malades décédés de méningo-ependymite cérébrale, nous n'hésitons pas à croire que la constatation de ces troubles doit faire craindre une méningite haute et, vu l'association fréquente, une

(1) VILLARET et DESCOMPS (P.). — Quelques faits concernant les réactions méningées consécutives aux injections sous-arachnoïdiennes. *Mouvement Médical,* juin 1913.

localisation épendymaire. Si, avec les auteurs, nous nous trouvons dans l'impossibilité de donner de ces faits une explication irréfutable, nous croyons qu'*il n'en faut pas moins tenir grand compte de cette donnée d'expérience qui unit les méningites hautes et les crises congestives épileptiformes.*

M. Chiray aurait-il résolu le problème du diagnostic des épendymites suppurées en décrivant sous le nom de « *signe reflexe de la pyocéphalie* » les phénomènes suivants ?

« Après avoir fait dans les veines des malades une injection extrêmement minime de sérum antiméningococcique, soit un, soit un demi-centimètre cube, on déclanchait une série de phénomènes chaque fois identiques à eux-mêmes. De dix à trente secondes après cette injection minime, la face était envahie par une rougeur extrêmement vive qui prenait aux lèvres et aux oreilles une teinte violacée. Les conjonctives elles-mêmes étaient fortement injectées et les yeux larmoyants. L'obnubilation intellectuelle semblait s'exagérer et la connaissance disparaître complètement. La respiration devenait ample, quelquefois irrégulière et . même s'arrêtait pendant quelques secondes, les battements du cœur se ralentissaient et le pouls était imperceptible. En somme, l'aspect semblait assez effrayant et pouvait faire craindre une issue fatale. Cependant après quelques minutes (quatre à cinq en général) la congestion de la face tendait à disparaître, le pouls et la respiration reprenaient un rythme normal et le sujet revenait exactement à son état antérieur.

Nous avons été amené à constater ce syndrome en tentant de pratiquer la vaccination antianaphylactique de Besredka, alors que nous pensions avoir affaire à des récidives de méningite et non à la pyocéphalie. Leur constatation dans trois cas successifs et *à plusieurs reprises* chez chaque malade nous a très vivement impressionné. »

M. Chiray ajoute :

« Nous pensons que le syndrome reflexe constaté chez nos trois malades est non pas un phénomène anaphylactique, mais un signe de pyocéphalie. Si l'on veut faire jouer un rôle à l'anaphylaxie en cette occurrence, il faut bien avouer qu'elle affecte ici une forme anormale qui est peut-être conditionnée par la pyocéphalie. On peut se demander si l'injection intraveineuse ne provoque pas une congestion instantanée au niveau des zones malades, en l'espèce, les plexus choroïdes des ventricules latéraux. Cette congestion donne un coup de pression dans les cavités ventriculaires privées de leurs soupapes de sûreté par la pyocéphalie, et le coup. de pression se transmet par l'aqueduc de Sylvius au plancher du 4ᵉ ventricule, d'où l'action instantanée sur la respiration, le cœur et la circulation. En tout cas, le syndrome produit est tout à fait analogue à celui que Sicard a observé chez l'animal en provoquant une hypertension cérébro-bulbaire par injection de sérum physiologique sous pression élevée dans les cavités rachidiennes.

Enfin, nous trouvons encore une dernière justification de notre manière de voir dans ce fait que dans nos observations et dans d'autres, le syndrome paraît presque toujours appartenir à des formes graves et prolongées, c'est-à-dire à celles qui engendrent la pyocéphalie » (Chiray).

Nous ne saurions discuter longuement le « signe réflexe de la pyocéphalie » puisque nous n'en avons pas grande expérience. Mais, sans lui refuser toute valeur, dès maintenant, il ne nous paraît pas pathognomonique.

Trop souvent ce signe existe en dehors d'une pyocéphalie cliniquement démontrée. MM. Sainton et Bosquet l'ont constaté, en effet, dans un cas de méningite cérébro-spinale guérie ; M. Cazamian ne l'a retrouvé qu'à l'état d'ébauche dans son cas, où la suppuration ventriculaire était cependant authentique. Quant à nous, en levant l'anaphylaxie par des injections intraveineuses de sérum dilué (observation IX), nous avons, entre la deuxième et la troisième injection, reproduit faiblement tout le syndrome décrit par M. Chiray, sans qu'il y ait eu, à ce moment, d'empyème ventriculaire cliniquement constatable chez le malade. Nous avions attribué au choc anaphylactique, réalisé en pleine circulation, et non plus exactement au contact du système nerveux, les petits accidents observés.

Conséquence pratique : S'il existe quelque relation entre l'état des ventricules latéraux et le signe réflexe, celle-ci est sûrement moins étroite que l'a pensé M. Chiray. Le signe réflexe n'appartient pas seulement à la pyocéphalie, c'est-à-dire à l'empyème ventriculaire enkysté, il existe sans doute aussi dans beaucoup d'épendymites, qu'elles soient légères ou graves, anciennes ou récentes, communicantes ou enkystées.

Toujours dans le domaine des faits, il semble encore que le signe de Chiray soit un phénomène moins original qu'on l'a pensé d'abord. On le reproduit par voie veineuse, mais il ressemble fort aux crises congestives qui éclatent sur la fin d'une infection intra-rachidienne de sérum dans les cas de méningite grave (crises congestives épileptiformes de Cazamian). Il existe aussi, à des intensités variables, dans les infections intracraniennes de sérum (Besredka).

En somme, la voie d'introduction du produit curateur n'a pas d'importance ; et signe de Chiray, crises congestives épileptiformes ne sont qu'un même accident qui, selon les sujets, se reproduit avec une violence variable.

Il est donc aussi difficile d'expliquer la pathogénie du signe réflexe que celle des crises épileptiformes ; mais, en revanche, toute notion capable d'éclairer le mécanisme d'un des deux phénomènes apportera la lumière sur l'autre.

M. Chiray a démontré que le signe réflexe n'était pas un phénomène d'anaphylaxie, puisqu'à l'inverse du choc anaphylactique il se constate à toutes les injections successives ; mais son explication du « coup de pompe ventriculaire » ne cadre pas clairement avec le cas de méningite guérie ou avec les faits de libres communications ventriculo-cérébrales.

L'hypertension céphalo-rachidienne ne saurait non plus parfaitement expliquer ces phénomènes puisqu'on les a trouvés dans la méningite guérie, dans les libres communications ventriculo-sous- arachnoïdiennes, par injections intraveineuses autant que par des injections intrarachidiennes. Toutefois, nous restons troublé devant ce fait que, chez nos propres malades, les crises congestives épileptiformes ont été d'autant plus légères que la différence volumétrique entre le liquide céphalo-rachidien retiré et le sérum injecté était plus grande.

Dans l'état actuel de la science, si l'on voulait absolument trouver une explication à ces phénomènes de connaissance toute récente, il faudrait tenir le plus grand compte de l'explication apportée par MM. Sainton et Bosquet à l'occasion d'un de leurs cas personnels. Ces auteurs comparent les crises de Cazamian et le signe de Chiray aux crises nitritoïdes observées par Milian (1) dans la pratique du 606. Ils admettent que ces accidents sont tous d'ordre toxique et conditionnés par un certain degré d'insuffisance hépato-rénale. Nos malades atteints de crises congestives n'avaient pas de déficit fonctionnel de ces glandes, mais il est possible, pour le reste, que MM. Sainton et Bosquet approchent de la vérité.

Maintenant quel est ce toxique ectasophile qui, à l'égal du 606, reproduit des crises congestives ? Toxicité spéciale de certains groupes de flacons de sérum ? Susceptibilité spéciale de certains malades ? Chocs d'anticorps contre d'autres anticorps ? Poisons produits par le système hépato-rénal lui-même et libérés

(1) MILIAN. — L'adrénaline dans la pratique du 606. *Journal Médical français*, 15 décembre 1913.

à l'occasion de l'injection sérique ? Le champ reste libre à l'hypothèse.......

Mais, pour nous résumer, il reste deux faits évidents :

1° En face des crises congestives il y aura lieu, désormais, d'essayer l'adrénaline comme dans les crises nitritoïdes de la pratique du 606.

2° Le signe de Chiray ne fait pas, à lui seul, le diagnostic des lésions ventriculaires et l'examen clinique des épendymites garde ici comme ailleurs, aujourd'hui comme toujours, le dernier mot.

En dernier lieu, il y aurait peut-être lieu de rechercher dans l'étude de la *pression du liquide céphalorachidien* des indications sur les méningites hautes, sur les oblitérations cérébro-médullaires tout au moins (Claude H.). La constatation d'une pression rachidienne très inférieure à la normale quand les symptômes de méningite cérébrale à méningocoques sont nets doit autoriser à conclure à l'occlusion cérébro-rachidienne ou ventriculo-rachidienne. Enfin, M. J. Parisot a mis en évidence sur des graphiques les oscillations respiratoires et cardiaques du liquide céphalo-rachidien. Nous émettons l'hypothèse, facile à vérifier, qu'elles disparaissent ou s'atténuent quand des cloisonnements sous-ventriculaires se réalisent.

§ III. — FORMES CLINIQUES.

L'analyse des symptômes a montré qu'ils étaient capables d'affecter une intensité variable et qu'on pouvait les trouver groupés de multiples façons selon les malades. Ces associations symptomatiques constituent les formes cliniques des épendymites méningococciques.

Dans le cas le plus simple les *lésions ventriculaires se produisent seulement dans les derniers moments de la vie* et ne sont reconnues qu'à l'autopsie. Ce sont les *épendymites latentes,* séreuses ou suppurées, fréquentes si l'on en croit les autopsies, et évidemment destinées à rester fréquentes si l'on ne découvre pas les moyens cliniques ou de laboratoire qui dépisteront les lésions ventriculaires dès qu'elles s'installent.

Dans d'autres cas, la méningite, sans être bien longue, dure suffisamment pour qu'il soit possible à l'aide de la somnolence et des raideurs de soupçonner la complication ventriculaire. C'est l'épendymite aiguë ou mieux la *méningo-épendymite aiguë* puisque le syndrome ventriculaire ne vient que surcharger les symptômes d'une méningite basale à évolution concomitante.

Il s'agit toujours d'une *méningite cérébro-spinale qui ne s'améliore pas ou ne s'améliore plus par le sérum.* La céphalée augmente et devient paroxystique, les vomissements qui n'avaient plus reparu depuis les premiers jours de la maladie importunent à nouveau le malade. Rapidement la somnolence et l'hébétude s'installent. Le malade maigrit très vite, ses raideurs s'exagèrent mais n'intéressent pas notablement les membres. Fait important, le liquide céphalo-rachidien est moins septique et peut-être moins riche en polynucléaires. Avec les connaissances anatomo-pathologiques qu'on possède de la méningite cérébro-spinale le diagnostic n'est malheureusement plus douteux. Le malade meurt dans le délire, les convulsions ou le coma.

Bien souvent la méningite fait deux évolutions et. la localisation ventriculaire ne se réalise que dans la seconde. Après avoir guéri au stade rachidien de son affection, le malade présente une rechute qui s'annonce grave ou légère. Bientôt le sérum n'amène plus aucune amélioration. La symptomatologie de la méningite haute se précise, puis plus lentement se renforce des signes propres au syndrome ventriculaire.

Pour marquer la différence entre cette forme et la précédente et pour rappeler l'aggravation croissante mais ralentie des accidents, nous appellerons ce type clinique : *méningo-épendymite aiguë progressive.* — Le cas schématique dont nous avons raconté l'histoire comme « description générale » peut être classé dans ce groupe.

Un quatrième ordre de faits comprend des cas où, comme précédemment, une rémission notable s'est produite. La rechute survient dans les mêmes conditions et les signes de méningite haute apparaissent. Mais comme *la méningite de la base n'est plus en évolution* et qu'il n'y a plus trace de méningite rachidienne, c'est l'épendymite ventriculaire qui domine la scène.

Dans ces cas où l'infection s'est enkystée dans les ventricules, le syndrome d'épendymite apparaît évidemment avec plus de pureté. Mais il persiste toujours des signes d'hypertension intracranienne et la symptomatologie ne subit pas de modifications fort profondes. La torpeur, l'affaiblissement mental, les troubles trophiques sont toujours les signes essentiels.

Comme la maladie traîne en longueur certains symptômes prennent une intensité inconnue dans les autres formes : la cachexie est extrême et il se produit parfois des troubles de la vue par stase papillaire. C'est ce type clinique que Debré a individualisé sous le nom de *méningite cérébro-spinale chronique cachectisante*. Ce sont les méninges séreuses et les pseudo-tumeurs des anciens auteurs. M. Chiray l'a appelé *pyocéphalie*. Pour continuer à penser anatomiquement, appelons le : *épendymite subaiguë simple séro-purulente*.

Pour avoir borné notre étude exclusivement aux formes de l'adulte nous n'avons *envisagé que des épendymites secondaires à la méningite cérébro-spinale*. Peut-être n'en est-il pas toujours ainsi si l'on en juge par la pathologie infantile ? Encore qu'il ne soit pas possible de tabler aujourd'hui sur des faits peu nombreux, il semble qu'il existe chez l'enfant des cas où l'épendyme s'infecte sinon exclusivement du moins parallèlement aux méninges. Ces *épendymites méningococciques primitives* seront peut-être décrites un jour chez l'adulte. Actuellement, à notre connaissance, en dehors d'une observation de Birnbaum, il n'en existe pas d'exemple dans la science.

Enfin, certaines localisations anatomiques pourraient autoriser la description de nouveaux types. On

connaît le syndrome polyurique, pollakiurique et gly-
cosurique du 4ᵉ ventricule dans la méningite cérébro-
spinale (Lœper et Gouraud). Par analogie avec les
autres infections cérébrales on pourrait décrire des
syndromes ventriculaires unilatéraux avec céphalée
localisée, aphasie et convulsions. Mais puisqu'il
n'existe aucune observation de ces types chez l'adulte,
il n'y a pas lieu, dans une étude purement clinique et
pratique, de se livrer à de plus longs développements.

DIAGNOSTIC

Le diagnostic positif des lésions ventriculaires et de leur forme dans la M. C. S. se base : *a*) Sur l'évolution de la maladie, *b*) sur les signes cliniques (signes cardinaux et signes accessoires), *c*) sur les résultats du laboratoire et sur les réactions présentées par le malade à la suite du traitement.

Diagnostic différentiel : lésions d'origine otique, tuberculeuse. — Méningite sérique.

En étudiant les manifestations anatomo-cliniques propres aux lésions des ventricules latéraux dans la méningite cérébro-spinale, on a pu imaginer déjà les difficultés variables que présente leur diagnostic.

Il faut tenir compte de toutes les manifestations observées : *de l'évolution, des signes cliniques, des résultats du laboratoire, enfin des réactions présentées par le malade à la suite du traitement.*

a) ÉVOLUTION

On sait que dans beaucoup de cas une évolution ascendante entraîne, malgré le sérum, la mort rapide avant que le syndrome inflammatoire de l'épendyme ait pu se constituer. Dans d'autres cas aigus, au moins aussi nombreux, l'association presque réglementaire d'une méningite de la base avec les lésions des ventricules complique l'aspect clinique et rend difficile le groupement pathogénique des symptômes. Si la méningo-épendymite traîne en longueur, le diagnostic devient au contraire plus facile.

Les premières conclusions qu'on puisse tirer de ces faits d'anatomie pathologique et de clinique au point de vue du diagnostic sont les suivantes :

La *forme d'évolution* adoptée par la méningite cérébro-spinale en face d'une sérothérapie rachidienne bien conduite a une grande importance pour le diagnostic des localisations ventriculaires.

Quand une méningite cérébro-spinale aiguë évolue vers la terminaison fatale malgré le sérum, il est *permis de soupçonner* une localisation basale et même épendymaire de l'infection exception faite pour les formes suraiguës ou foudroyantes de la maladie (Guignard).

Quand une méningite cérébro-spinale, après avoir présenté des symptômes purement spinaux, présente des signes cérébraux qui résistent à la sérothérapie rachidienne (1), on est *en droit de soupçonner* la coexistence d'une épendymite ventriculaire avec une méningite de la base.

Quand une méningite fait des rechutes (Bertrand, Debré), se prolonge ou devient chronique, il faut cher-

---

(1) Quand la sérothérapie antiméningococcique échoue, il faut, avant d'attribuer à des localisations ventriculaires l'échec du traitement spécifique, s'assurer qu'il ne s'agit pas d'une méningite à para-méningocoques.

cher *à identifier le syndrome ventriculaire. On doit
le trouver,* dans ces cas, plus ou moins complet, plus
ou moins net.

*Par conséquent, dans les deux premiers cas, l'évo-
lution et l'inefficacité de la sérothérapie autorisent à
soupçonner le diagnostic. Dans la troisième alternative, au contraire, la localisation ventriculaire peut
être reconnue de façon à peu près ferme* et peut recevoir son traitement spécial sans laisser d'arrière pensée à l'opérateur.

b) SIGNES CLINIQUES

Les symptômes ont une importance inégale et appellent une classification. Si l'on veut, il existe des *signes
cardinaux* du syndrome ventriculaire et l'on peut
aussi en décrire d'*accessoires.*

Les *signes cardinaux* des lésions ventriculaires sont
évidemment peu nombreux. Pour qu'ils méritent ce
qualificatif il faut, en effet, que leur origine exclusivement ventriculaire ait été consacrée par la clinique,
l'anatomie pathologique, la physiologie pathologique
et l'expérimentation.

On ne peut décrire pour cette raison comme signes
essentiels que la *cachexie progressive, l'obnubilation
intellectuelle* et les *contractures.* — La céphalée, les
vomissements, la somnolence, la stase papillaire se
rencontrent dans tous les cas d'hypertension intracranienne ; la fièvre, les troubles du pouls et de la
respiration s'observent dans toutes les méningites.

Quand chez un malade atteint de méningite cérébro-spinale aiguë ou subaiguë on verra l'intelligence rapidement faiblir, il faudra prendre garde aux localisations ventriculaires. Dès l'instant où on verra par dessus le déficit intellectuel s'installer des raideurs plus ou moins intenses et un amaigrissement progressif, il n'y aura plus lieu d'hésiter à intervenir sur la cavité de l'épendyme. D'autres symptômes pourront d'ailleurs, par leur intensité, augmenter les présomptions : la céphalée excessive et paroxystique, l'hyperesthésie, la torpeur et la stase papillaire. Etant donnée la notion d'une méningite cérébro-spinale comment expliquer en effet mieux que par une distension ventriculaire ces signes du syndrome d'hypertension intracranienne ?

c) RÉSULTATS DU LABORATOIRE

La ponction lombaire et son corollaire l'examen du liquide céphalo-rachidien sont les compléments indispensables de l'investigation clinique simple. Ici, l'utilité de ces moyens de diagnostic est telle qu'il faut mettre les indications apportées par le laboratoire sur le même pied que les données de la clinique. Ce sont là de véritables symptômes, dignes d'être décrits dans la symptomatologie.

On a vu que la *quantité et la couleur du liquide céphalo-rachidien* présentaient un grand intérêt.

Nous regrettons que les médecins n'aient pas plus souvent en main les moyens de rechercher la *pression céphalo-rachidienne*. La coexistence d'une tension rachidienne très basse avec des signes évidents de méningite doit autoriser, en effet à soupçonner soit des cloisonnements cérébro-spinaux, soit un ralentissement anormal de la sécrétion choroïdienne, indices précieux l'un et l'autre d'une épendymite ou d'une méningo-épendymite urgente à traiter.

Enfin, nous avons déjà dit qu'il y aurait peut-être lieu d'étudier ce que deviennent *les oscillations respiratoires et cardiaques du liquide céphalo-rachidien* dans les cas de cloisonnement cérébro-rachidien ou méningo-épendymaire. Du point de vue théorique auquel nous nous sommes placés, il nous paraît possible que ces oscillations disparaissent du fait des cloisonnements. On aurait donc à l'aide d'un manomètre inscripteur un bon moyen de reconnaître les oblitérations -des -cavités -épendymaires et surtout cérébro-spinales.

La *formule biologique du liquide* céphalo-rachidien présente un intérêt sur lequel il n'est plus besoin d'insister. Des formules cytologiques de convalescence ou de guérison associées à la disparition des méningocoques autorisent, quand l'état du malade s'aggrave encore, à soupçonner un enkystement des foyers infectieux en activité, une méningo-épendymite cérébrale. L'examen du liquide retiré par trépano-ponction confirme le diagnostic de cloisonnement épendymaire ou sous-arachnoïdien en montrant qu'à l'inverse du liquide rachidien celui des ventricules contient des polynucléaires et souvent des méningocoques.

Sans aller jusqu'à la trépano-ponction qui fera reconnaître sûrement l'infection ventriculaire, rappe-

lons qu'il est possible d'approcher déjà de la solution
du problème en prenant par la voie sphénoïdale le
liquide céphalo-rachidien péri-cérébral pour en pratiquer le cyto-diagnostic et l'étude bactériologique.
Si ce liquide est septique et inflammatoire alors que
le liquide céphalo-rachidien lombaire présente une
formule de convalescence, il n'est pas douteux qu'il
existe un cloisonnement cérébro-rachidien.

d) RÉACTIONS PRÉSENTÉES PAR LE MALADE A LA SUITE DU TRAITEMENT

Les réactions présentées par le malade à la suite
du traitement ont aussi beaucoup d'intérêt pour le
diagnostic. Elles ont été longuement décrites tant
dans la forme aiguë de la méningo-épendymite qu'à
l'occasion de la pyocéphalie. A ce propos il importe
de retenir un point de diagnostic différentiel.

Des malades présentent souvent dans les heures qui
suivent l'injection des réactions thermiques, des phénomènes d'agitation, des raideurs et des vomissements qui durent quelques heures et simulent d'autant plus une recrudescence de méningite qu'un flux
de polynucléaires frais envahit le liquide céphalo-
rachidien. Mais il n'y a pas de méningocoques
et le lendemain le malade va mieux en même temps
que les polynucléaires du liquide céphalo-rachidien
disparaissent. Cette réaction spéciale au traitement
mais qui ne survient pas dès la fin de l'injection ne
comporte nullement la signification du « signe de
Chiray » ni des « crises congestives épileptiformes »

de Cazamian. C'est de la « *méningite sérique* », manifestation sans gravité et sans valeur diagnostique.

Quand, à l'aide des moyens ci-dessus décrits, on est arrivé au *diagnostic positif* de méningo-épendymite ou de pyocéphalie méningococciques, il n'y a guère lieu de discuter un *diagnostic différentiel*. L'acuité des symptômes, la présence du méningocoque rendent évidente l'origine des accidents d'hypertension et éliminent l'hypothèse d'une tumeur. Seules les infections surajoutées seraient capables de compliquer la symptomatologie et d'aggraver le pronostic (épendymites polymicrobiennes de Delamare et Merle) ; entre toutes, il faut citer les infections otogènes et la tuberculose (Perronne). La notion d'une affection de l'oreille récemment encore évolutive (Lubet-Barbon), l'existence d'une tuberculose pulmonaire et les modifications des formules chimique, cytologique et bactériologique du liquide céphalo-rachidien d'autre part aideront à la caractérisation de ces deux maladies surajoutées.

Une dernière question se pose. Est-il possible avec les symptômes de reconnaître la forme anatomique de l'infection ventriculaire ? Ependymite pure ou méningo-épendymite ? Forme séreuse ou forme pyocéphalique ? Nous croyons que chez l'adulte l'évolution peut y aider. Dans les formes aiguës, la méningo-épendymite, séreuse ou suppurée, domine ; dans les formes subaiguës, on trouve plutôt de la pyocéphalie... Mais, après analyse des documents que nous avons pu recueillir, il ne nous paraît pas possible qu'on puisse donner des indications diagnostiques plus précises.

TRAITEMENT

L'indication primordiale de la sérothérapie de la M. C. S. est de porter le médicament au contact même des lésions. Pour y parvenir on a complété la ponction lombaire par le lavage rachidien et les ponctions hautes. Ces moyens ne peuvent pas réussir dans les méningo-épendymites.

a) **Sérothérapie par voie ventriculaire :**

1° Trépano-ponction. — Historique. Technique.
2° Injection intraventriculaire de sérum. — Lavage cérébro-spinal au sérum. — Expériences de Barr.
3° Injections intraventriculaires itératives.

b) **Sérothérapie par voie sphénoïdale :**

Résultats de ces méthodes.
Indications thérapeutiques selon les formes anatomo-cliniques.

Dès l'avènement de la sérothérapie, les auteurs ont observé qu'un certain nombre de méningites cérébro-spinales authentiques ne guérissaient pas par les injections intrarachidiennes simples. Ils en ont cherché les raisons et, très justement, ont cru trouver l'une d'elles dans l'imperfection des contacts entre le médicament et le mal. C'est, en effet un dogme indiscutable que le sérum guérit seulement les lésions qu'il imprègne et pas les autres. De là sont nées des métho-

des destinées à favoriser la diffusion du liquide curateur.

Les moyens employés sont assez nombreux.

Quand la ponction rachidienne évacue beaucoup de
pus, une bonne pratique consiste à retirer la plus
grande quantité possible de liquide infecté. Dès que
l'aspiration n'en ramène plus, on injecte du sérum à
la place puis on le retire. Ce lavage indolore et inof-
fensif présente, entre autres avantages évidents, celui
de permettre au sérum d'arriver tout frais au contact
des lésions en activité et non plus délayé dans une
boue de cellules et de microbes qui diminuent son pouvoir dès qu'il a pénétré dans les méninges (Aubertin
et Chabanier).

Un perfectionnement consiste à faire deux ponctions, l'une dorsale haute au point d'élection et l'autre
lombaire. On introduit du sérum physiologique ou du
sérum antiméningococcique par l'aiguille supérieure
et on recueille le liquide qui sort par l'aiguille lombaire. Au cas d'épanchement purulent, on constate de
suite les avantages de cette manœuvre. Du liquide
céphalo-rachidien jaunâtre s'écoule d'abord, puis,
petit à petit, s'éclaircit et fait place à du sérum pur :
les méninges rachidiennes sont lavées. On recommence
la même manœuvre une deuxième fois en maintenant,
par obturation des aiguilles, cinq minutes le contact
entre le sérum et les espaces sous-arachnoïdiens infectés. Dès que le liquide céphalo-rachidien mêlé à du
sérum apparaît, clair, on enlève l'aiguille fichée dans
les lombes, puis on injecte très lentement du sérum
spécifique par l'aiguille dorsale. De préférence on se

servira d'un verre gradué pour recevoir le liquide de lavage et on basera la quantité de sérum destiné à rester dans les méninges sur la quantité approximative du liquide céphalo-rachidien purulent retiré. Injecter très lentement met d'ailleurs à l'abri des complications graves, même quand on injecte trop. Employer une aiguille et jamais un trocart pour la ponction dorsale. Pénétrer lentement et arrêter dès que le liquide céphalo-rachidien s'écoule (L. Caussade).

Cette méthode est simple, inoffensive, assez rapide. Nous l'employons souvent quand le liquide céphalorachidien est épais et bouche les aiguilles. Le liquide des malades ainsi traités s'éclaircit et subit très vite des modifications histologiques favorables.

Un autre procédé consiste à faire simplement des ponctions et des injections hautes de sérum antiméningococcique (Cantas).

Mais, si ces petits moyens sont capables d'aider à la diffusion du sérum vers le haut en drainant le pus ou en brisant quelques adhérences rachidiennes, il est évident qu'ils sont insuffisants dans le cas d'obstacle céphalo-rachidien ou méningo-épendymaire. Ici la sérothérapie rachidienne la mieux conduite endosse un échec qui, nous le savons, autorise à soupçonner une infection cérébrale.

Pour traiter les *suppurations basales ou intraventriculaires aiguës ou subaiguës,* il faut alors agir par le haut, franchir la paroi cranienne par un chemin naturel ou une brèche artificielle ; dans le premier cas emprunter la voie sphénoïdale par la ponction sus-orbitaire, dans le second trépaner un point du crâne et ponctionner le ventricule latéral. En raison du point de vue plus spécial de cette étude, commençons par l'examen du second procédé.

a) Sérothérapie par voie ventriculaire

La ponction du ventricule latéral est une intervention très ancienne dont les origines remontent jusqu'à Hippocrate. Mais jusqu'à l'ère de la chirurgie aseptique elle était restée une opération uniquement destinée à évacuer des liquides d'hydrocéphalie chez l'enfant. Keen est le premier chirurgien qui l'ait essayé sur l'adulte, en 1890, pour remédier aux conséquences d'une pression intracranienne excessive. Depuis on l'a pratiquée bien souvent. Dès 1890 Bergmann, de Berlin, l'a proposée pour traiter l'hydrocéphalie aiguë des méningites. Hahn, von Bach l'ont appliquée au traitement de l'hypertension des tumeurs cérébrales ; Mayo Rallson au traitement du ventricule latéral infecté.

C'est en 1908 qu'on l'applique pour la première fois au traitement sérique des hydrocéphalies méningococciques du nourrisson (Cushing et Sladen). Depuis, avec L. Fischer, Netter et Debré, Triboulet, Rolland et Fenestre, cette méthode a fait fortune.

Mais, fait curieux, il a fallu la guerre pour qu'enfin l'appel de MM. Netter et Debré soit entendu, à savoir que : « Ce n'est pas seulement chez le nourrisson que les indications de la ponction ventriculaire doivent être envisagées. Chez le grand enfant et chez l'adulte......... les lésions et les symptômes des méningites subaiguës et chroniques....... font prévoir l'inutilité du traitement usuel......... Aussi quand les troubles s'aggravent....... on devra intervenir chirurgicalement. La trépano-ponction ventriculaire que l'on pratiquera alors est une opération facile et bénigne. On la fera suivre d'une injection intraventriculaire de sérum. »

1° Trépano-ponction

La trépano-ponction ventriculaire est une opération facile qu'on peut à la rigueur exécuter sans l'aide d'un chirurgien (Ramond). Elle se réalise sous l'*anesthésie* locale (Cazamian, Ramond), ou avec l'anesthésie générale (notre cas. — Fiessinger et Leroy). L'*instrumentation* est très simple : il faut un trépan avec couronne de petite taille, un bistouri, quelques pinces, un trocart, une seringue, une aiguille de Reverdin et des crins. En dehors des cas où le syndrome ventriculaire est unilatéral, le choix du côté importe peu. En effet, si les trous de Monro et les ventricules sont libres, le sérum injecté dans un ventricule diffusera dans l'autre ; si les communications sont coupées on aura la ressource, à travers le premier ventricule, de faire une ponction oblique qui conduira dans le second. (Dans cette dernière alternative, il faut livrer le malade à un chirurgien.)

Il y a *deux principaux procédés opératoires*. Dans

le premier, ou trépanation haute, on fait une courte incision parallèle à la ligne médiane, on rugine le périoste, puis on applique le trépan à 2 ou 3 centimètres de la ligne médiane et un peu en avant de la suture coronale. On enlève une rondelle osseuse, la dure-mère apparaît. Peut-être vaut-il mieux l'ouvrir au bistouri ? Malgré que M. Cazamian et M. Ramond aient pu ponctionner directement le cerveau sans incident fâcheux, il paraît en effet plus prudent de voir ce qu'on fait et de se mettre à l'abri de la piqûre malencontreuse d'une veine des circonvolutions. D'autre part, cette méthode a l'avantage, en donnant issue à un peu de liquide céphalo-rachidien, d'aider à la décompression cérébrale externe. Puis on enfonce perpendiculairement au cerveau un trocart.

Dans le second, ou trépanation basse (1), on applique la fraise à 4 centimètres au-dessus du conduit auditif externe. On met à nu, après incision de la dure-mère, la deuxième circonvolution temporo-sphénoïdale et, sur sa partie la plus saillante et la plus large, on enfonce perpendiculairement le trocart.

Il existe quelques *points de technique* qu'il faut savoir. En premier lieu, la forme de l'incision cutanée n'a pas d'importance (2) puisque le trou osseux est

----

(1) Poirier préfère ce procédé dans les cas où la dilatation ventrilaire est faible.

(2) M. Cazamian fait très justement remarquer que pour la répétition des ponctions il y a avantage à éloigner la perte de substance osseuse de la ligne d'incision cutanée. Une incision en fer à cheval avec lambeau d'insertion pariétal, puis une trépano-ponction centrale par rapport au lambeau réalisent ce desideratum. — Les ponctions ultérieures se pratiquent directement dans le trou osseux en passant à travers la peau du crâne remise en place.

petit. Mais s'il doit être petit pour éviter la hernie cérébrale, il ne doit pas être non plus minuscule, afin de permettre les ponctions itératives sans trépanation nouvelle. Pour la même raison, on peut dire, avec M. Cazamian, qu'il est inutile et même nuisible de se ménager par certaine incision des fibres du muscle temporal pour tamponner la plaie osseuse.

En second lieu, quand l'aiguille a pénétré dans le ventricule, il faut la tenir toujours perpendiculaire à la surface du cerveau et ne jamais lui imprimer des mouvements de latéralité. Il y a danger à dilacérer le cerveau enflammé et à piquer les noyaux nerveux juxtaventriculaires.

Quand du liquide céphalo-rachidien septique suinte entre l'aiguille et son point de pénétration dans l'écorce cérébrale, il faut essuyer doucement la région humectée pour éviter l'infection du voisinage.

Telle est, dans ses plus importants détails, la technique de la trépanation destinée à la ponction ventriculaire. Malgré sa simplicité il est possible qu'elle effraie les médecins qui n'ont aucune disposition chirurgicale. Pour ceux-là nous émettons l'avis qu'ils pourraient copier la technique employée par M. Sicard dans les injections intracérébrales. Une « *craniocentèse* » se réalise avec une facilité extrême. « Il suffit d'avoir à sa disposition le petit matériel suivant : une solution de cocaïne, un bistouri, deux pinces hémostatiques en forme de cœur, un perforateur du type de Lannelongue, une aiguille de Reverdin. On comprend, sans insister davantage, la chronologie des temps opératoires. L'incision cutanée n'est que d'un centimètre et demi de longueur. Aucune ligature vasculaire n'est nécessaire. La perforation de l'os se fait en deux à trois minutes sans la moindre douleur, et l'injection est poussée sans la moindre réaction douloureuse » (Sicard).

2° Injection intraventriculaire du sérum

Après avoir retiré, avec ou sans aspiration, le liquide contenu dans les ventricules (et dont on destine une part à l'examen et à la comparaison avec le liquide lombaire), on injecte le sérum curateur (10 ou 20 centimètres cubes). Cette manœuvre ne présente aucune difficulté. L'injection se fait lentement, on retire l'aiguille, on applique une mèche contre la plaie osseuse et on suture les téguments. La tête entourée d'un pansement aseptique, le malade est porté doucement dans son lit.

Nous croyons pouvoir conseiller un intéressant perfectionnement à cette technique. A l'injection ventriculaire on peut ajouter un lavage ventriculaire ou mieux un *lavage cérébro-spinal complet*. Il suffit, dès que l'opérateur a introduit l'aiguille dans le ventricule latéral, de faire une ponction lombaire et par des injections lentes et répétées de faire passer le sérum de la cavité épendymaire dans les espaces sous-arachnoïdiens cérébro-spinaux. Par l'aiguille lombaire il sort d'abord du pus,, puis du pus mélangé de sérum, enfin du sérum pur. A ce moment, on retire les deux aiguilles ; l'opération est terminée.

Il n'échappera à personne que des résultats très intéressants puissent être obtenus par cette méthode.

En substituant, par le lavage complet, du sérum au liquide céphalo-rachidien sur toute la hauteur de l'axe cérébro-spinal, on réalise ce que ne peuvent faire isolément ni la ponction lombaire, ni l'injection ventriculaire simple, ni la ponction sphénoïdale : une désinfection et une cure complète. Une désinfection, puisque tout le pus adhérent est évacué des espaces sous-arachnoïdiens ; une cure complète, puisque le sérum baigne la cavité entière.

La petite surpression intraventriculaire réalisée par l'injection continue présente aussi un avantage ; elle favorise le décollement et la dilacération des couennes purulentes qui, plaquées sur le toit du 4ᵉ ventricule, gènent ou interrompent les libres communications ventriculo-cérébrales.

La ponction lombaire, en établissant à l'autre bout de la cavité cérébro-spinale une soupape de sûreté, permet d'éviter les accidents d'une surdistension ventriculaire rapide et surtout permet l'introduction de beaucoup de sérum.

Cependant, il peut arriver que, malgré l'injection ventriculaire de sérum, des cloisonnements solides empêchent l'arrivée du médicament jusqu'au cul-de-sac lombaire. Alors il restera à l'actif de la double ponction deux avantages. D'abord elle indiquera qu'il faut doser prudemment la quantité de sérum que peut recevoir le ventricule latéral. Ensuite, elle établira de façon péremptoire l'existence d'une méningo-épendymite cérébrale cloisonnée ; d'où il découlera l'indication impérieuse de continuer le traitement par voie haute.

On peut s'étonner que cette pratique n'ait pas été réalisée plus souvent dans le traitement des formes hautes de la méningite cérébro-spinale. En dehors de notre cas personnel, nous n'avons, en effet, trouvé aucune observation où cette idée très simple ait été appliquée. Elle vient cependant à l'esprit naturellement, car elle est logique, d'exécution facile et, semble-t-il, inoffensive. M. le Professeur agrégé Patel, M. le Docteur Bérard, son assistant, et nous-même n'avons pas hésité un instant à effectuer ce lavage cérébro-spinal, qui fut simple, rapide et améliora instantanément l'état du malade.

Depuis, en cherchant dans la bibliographie, nous avons trouvé dans le numéro du 26 novembre 1910 du *British médical Journal* une étude intéressante. Son auteur, M. Barr, rapporte des expériences qu'il a faites sur la possibilité de traiter les méningites septiques par le lavage des espaces sous-arachnoïdiens cérébro-médullaires. Il fit d'abord des recherches sur des sujets morts de méningite et, chez un enfant mort de méningite cérébro-spinale, injecta par voie ventriculaire une solution de fuschine phéniquée qu'il recevait par voie lombaire. L'injection ventriculaire poussait le pus jusqu'à l'orifice de l'aiguille lombaire, puis, au bout d'une minute, la solution colorée sortait telle que l'auteur l'avait injectée. La vitesse de l'écoulement était fonction de la pression avec laquelle on injectait la fuschine dans le ventricule latéral.

Ayant ensuite enlevé le cerveau, M. Barr constata

que le colorant introduit dans le ventricule suivait le même chemin que le liquide céphalo-rachidien ; il s'étendait à toute la cavité épendymaire, passait par les trous de Magendie et de Luschka et baignait ensuite la totalité des grands lacs sous-arachnoïdiens de la base, du cervelet et de la moelle.

L'auteur recommença la même expérience sur plusieurs cadavres et fit des constatations identiques. Il la tenta alors sur le vivant, un enfant âgé de 13 ans, atteint de leptoméningite grave otogène. Sous anesthésie, il fit une trépano-ponction ventriculaire et une ponction lombaire. Il injecta ensuite dans le ventricule latéral une solution saline à 38° et reçut par l'aiguille lombaire, d'abord beaucoup de pus, ensuite du liquide clair. Au bout d'une heure, il avait fait passer 250 centimètres cubes de solution dans les espaces cérébro-médullaires sans danger pour le malade. Certains symptômes graves, tels que le rythme de Cheynes-Stokes et la tachycardie avaient même disparu pendant l'opération.

Malgré une terminaison fatale survenue quatorze heures après l'opération et explicable par l'étendue des lésions, M. Barr croit que cette méthode est appelée à rendre de grands services dans le traitement des méningites.

En ce qui concerne la méningite cérébro-spinale, notre opinion personnelle est exactement semblable à celle du médecin anglais. Notre observation rapporte, en effet, que notre malade put recevoir 55 centimètres cubes de sérum antiméningococcique sans présenter d'accident et qu'il parut même en tirer bénéfice.

3° Injections intraventriculaires itératives

Quand, à la suite de la première injection intra-ventriculaire, on a constaté un rétablissement des communications cérébro-rachidiennes, on est en droit de recommencer la sérothérapie par voie lombaire.

Mais, que la perméabilité cérébro-spinale soit rétablie ou non, il est certainement préférable d'employer encore la voie haute. Sans doute les ponctions cérébrales renouvelées présentent l'inconvénient de favoriser des hémorragies corticales et des ramollissements de la substance cérébrale ; mais, tout compte fait, il vaut mieux faire courir ce risque au malade en ponctionnant son ventricule que de lui laisser, en s'abstenant, beaucoup de chances de mourir (1).

Les ponctions nouvelles seront pratiquées à travers la peau du crâne au niveau de la plaie osseuse. Le trocart sera dirigé de la même façon que pour la première intervention. On s'inspirera, pour renouveler les injections ventriculaires, des règles générales de la sérothérapie antiméningococcique. On retirera plus de liquide qu'il faut en injecter et on introduira lentement le sérum. Les doses devront être moyennes (de 15 à 30 centimètres cubes) ; mais elles pourront être

(1) Pour éviter des ponctions trop nombreuses dans le même ventricule, on pourrait faire une trépanation du côté opposé. Non seulement le risque de léser gravement la substance cérébrale serait ainsi réduit, mais la désinfection épendymaire et, sachons-le bien, sous-épendymaire, y gagnerait aussi puisque le sérum serait injecté alternativement dans l'un et l'autre ventricules.

fortes et même très fortes si, à l'aide d'une ponction lombaire qui fait en même temps soupape de sûreté, on reconnaît le rétablissement des communications cérébro-rachidiennes.

b) Sérothérapie par voie sphénoidale

Une erreur fatale dans le traitement des épendymites cérébrales méningococciques serait de se laisser hypnotiser par elles et de négliger les lésions qui les accompagnent. Si dans les infections traînantes l'épendymite peut faire toute la maladie et guérir uniquement par les trépano-ponctions (pyocéphalie), dans les formes aiguës graves le succès est moins sûr puisqu'il y a *coexistence fréquente d'une méningite basale* qui menace la vie du malade autant que l'épendymite.

Il est vrai que la ponction ventriculaire peut guérir l'une et l'autre, mais elle peut aussi ne pas suffire. Les autopsies montrent que des cloisons peuvent isoler l'épendyme des méninges basales et d'autres cloisons les méninges basales du rachis. La conséquence est qu'on peut guérir l'épendyme et les méninges rachidiennes sans guérir les lacs arachnoïdiens de la base....... à moins d'ajouter aux injections lombaires et ventriculaires des injections basales par la voie sus-orbitaire.

Nous n'entendons pas insister sur la technique de la ponction sus-orbitaire de Bériel (1909). Nous voulons seulement dire après cet auteur qu'elle est facile à réaliser, inoffensive, et qu'on peut introduire par cette voie des liquides thérapeutiques en bonne place.

Dans l'espoir d'obtenir par voie orbitaire une diffusion plus parfaite du sérum vers les ventricules latéraux infectés mais non isolés de la cavité arachnoïdienne, nous avons, en effet, personnellement, recherché comment pouvait se distribuer sur la base du cerveau et du crâne le sérum antiméningococcique introduit par ponction de Bériel. Des injections colorées nous ont montré qu'il se dispose sur l'étage moyen de la base du crâne et qu'il imprègne la base du cerveau ; mais comme nos constatations sont encore très imparfaites, nous ne nous croyons pas autorisé à dire plus. Ce qu'on peut répéter avec M. Cazamian, c'est qu'en traitant les formes hautes de la méningite cérébro-spinale il faut songer autant aux lésions de la base qu'aux lésions des ventricules.

Tels sont les moyens médico-chirurgicaux que la science met à la disposition du médecin pour traiter les localisations épendymaires et méningo-épendymaires aiguës et subaiguës (1) de la méningite cérébro-spinale chez l'adulte. On pourra objecter que la statistique apportée par les observations de cette thèse ne leur est pas favorable. Répondons qu'il s'agit d'une méthode neuve, appliquée à des cas encore mal connus et peu nombreux. Il suffit, d'ailleurs, de lire

(1) Il est bien entendu qu'il ne s'agit pas du traitement des séquelles de la méningite cérébro-spinale de l'adulte. Contre les adhérences, les poches enkystées, les cloisonnements et l'hydrocéphalie aseptique post-méningitique les chirurgiens ont dressé une série d'opérations qui ne sont applicables qu'en dehors de la période inflammatoire de la maladie.

les observations pour trouver des raisons d'espérer. Les injections intraventriculaires de sérum ont, en effet, non seulement atténué les signes cliniques, mais encore amélioré la formule du liquide céphalo-rachidien et l'état anatomique des ventricules. A l'autopsie de certains opérés, on a constaté une évolution favorable des lésions, l'éclaircissement de l'exsudat ventriculaire, la fonte du pus, le lavage des plexus choroïdes. Les traces anatomiques infimes laissées par l'intervention, l'absence de réaction encéphalique et méningée autour de la piqûre démontrent aussi l'innocuité de la méthode.

D'ailleurs, l'opération n'est pas seulement innocente, elle est encore capable de guérir : MM. Ramond et Français enregistrent une guérison sur deux cas.

Et s'il fallait encore chercher des arguments pour défendre ce procédé, on nous permettrait bien, malgré la limitation de cette étude, d'aller les prendre dans la pathologie infantile. Il existe quelques cas d'épendymite méningococcique de l'enfance guéris par la sérothérapie intraventriculaire. Pour ne citer que le plus récent, MM. Neveu-Lemaire, Debeyre et Rouvière viennent de rapporter à l'Académie des Sciences, le 5 juin 1916, l'observation d'une fillette de 13 ans qu'ils ont guérie de méningite cérébro-spinale prolongée par des injections intraventriculaires de sérum.

Pour finir ce chapitre, transportons-nous dans le domaine des indications cliniques et résumons en quelques mots la conduite à tenir en présence d'une méningite cérébro-spinale qui s'aggrave ou se prolonge. Il y a trois cas principaux, dont deux appartiennent à la médecine :

1° Quand chez l'adulte une méningite cérébro-spinale aiguë s'aggrave et résiste à la sérothérapie rachidienne, il faut soupçonner une localisation haute méningo-épendymaire et chercher par la clinique et le laboratoire à la diagnostiquer. Même si la certitude n'est pas obtenue, nous croyons qu'il est permis d'intervenir par voie haute et de faire la sérothérapie par trépano-ponctions ventriculaires associées à des ponctions sphénoïdales.

2° Quand chez l'adulte une méningite cérébro-spinale se prolonge, présente des rechutes, devient chronique, il faut soupçonner une localisation ventriculaire persistante, une pyocéphalie. C'est encore à la trépano-ponction et à la sérothérapie intraventriculaire qu'il faut faire appel, mais la ponction sphénoïdale n'est plus nécessaire.

3° Enfin, quand il est établi que le syndrome ventriculaire présenté par le malade appartient à l'hydrocéphalie aseptique post-méningitique (Courtellemont), malgré les faits intéressants signalés par M. Ramond à la suite d'injections intraventriculaires d'air filtré, il faut livrer le malade à un chirurgien, seul qualifié pour réaliser les graves interventions que nécessite la situation nouvelle.

CONCLUSIONS

Dans leur intéressant article sur les épendymites cérébrales, MM. Delamare et Merle ont déclaré, qu'en pathologie nerveuse, l'inflammation de l'épendyme devait tenir une place modeste. Il ne nous appartient pas de discuter l'affirmation des deux auteurs parisiens, basée d'ailleurs sur de puissants arguments. Mais, certainement, leur affirmation est excessive en ce qui concerne la méningite cérébro-spinale. L'historique et les observations de cette thèse le démontrent :

1° Les *lésions des ventricules latéraux* dans la méningite cérébro-spinale à méningocoques sont fréquemment constatées à l'autopsie. Elles coexistent souvent avec des lésions de méningite basilaire et des processus de suppuration rachidienne en activité. Elles affectent différentes formes, depuis la simple congestion jusqu'à la pyocéphalie.

Une forme courante est la *méningo-épendymite aiguë suppurée*. Elle est caractérisée par de la méningite basilaire suppurée et par des lésions ventriculaires. A la coupe du cerveau le liquide ventriculaire

est louche ou purulent, le ventricule n'est pas dilaté.
On trouve du pus plus ou moins adhérent sur l'épendyme, les plexus choroïdes et dans les parties déclives
des cornes ventriculaires. Le pus s'accole au pourtour
des trous de Monro, ou se plaque dans l'aqueduc de
Sylvius. A ce stade il n'oblitère pas mais peut rétrécir
les trous de communication. Les lésions histologiques
consistent, superficiellement, en une inflammation épithéliale avec double processus de desquamation et de
réparation ; dans la profondeur, en gainite sous-épendymaire avec inflammation névroglique plus ou moins
intense.

A côté de cette forme sans dilatation il en existe une
autre où l'oblitération des trous de Monro, de l'aqueduc de Sylvius, du trou de Magendie, déterminent la
dilatation ventriculaire.

*Dans d'autres cas la méningite basilaire guérit tan-
dis que l'épendymite enkystée continue son évolution*
dans les ventricules latéraux. Il se produit de la *dilatation ventriculaire par pyocéphalie* et le syndrome
ventriculaire inflammatoire se réalise à peu près à
l'état de pureté.

2° La *physiologie pathologique* montre qu'une partie des éléments de ce syndrome appartient à l'hypertension intracranienne. Les caractéristiques cliniques
des lésions des ventricules latéraux sont surtout la
torpeur et la *somnolence, l'obnubilation intellectuelle,*
les *raideurs tétaniformes* et la *cachexie progressive.*
L'expérimentation, très difficile à réaliser, n'a jamais
jusqu'ici produit le syndrome ventriculaire inflammatoire de façon parfaite.

3° Il n'existe pas d'observation où, dès le début de la méningite cérébro-spinale, on constate des signes d'épendymite. *Habituellement la méningite à méningocoques a d'abord une symptomatologie spinale.* A un stade plus avancé elle devient cérébrale. Puis, avec l'échec du traitement, *l'infection gagne secondairement l'épendyme.* La symptomatologie devient nette surtout dans les cas où la méningite se prolonge. Elle comprend des signes nerveux et des signes d'infection. Les résultats du laboratoire ont autant d'importance que les signes cliniques. On connaît les principaux des signes nerveux. Le plus important des signes d'infection est la fièvre. L'étude du liquide céphalo-rachidien peut donner de précieuses indications. La diminution de la quantité du liquide cérébro-spinal, la non résorption du sérum, les modifications de la pression céphalo-rachidienne sont en faveur d'inflammation choroïdienne et de cloisonnements. L'apparition d'une formule cytologiqque et bactériologique de guérison, alors que la méningite s'aggrave, met sur la voie d'une inflammation enkystée, méningo-épendymaire ou uniquement ventriculaire. Les réactions présentées à la suite du traitement sont aussi utiles à connaître.

4° Le *diagnostic* se fera d'après l'évolution, l'échec du traitement et les signes cliniques. Il faut tenir compte de la coexistence très fréquente de lésions basales et épendymaires.

5° La même indication doit guider le traitement. Quand la sérothérapie rachidienne échoue il faut soigner le malade par voie haute : *trépano-ponction et injections intraventriculaires de sérum et ponction sphénoïdale.* La trépano-ponction est une intervention simple. L'injection intraventriculaire de sérum sera, toutes les fois qu'on pourra le faire, complétée par un *lavage cérébro-spinal au sérum.* La ponction sphénoïdale mérite de prendre place parmi les moyens de traitement de la méningite haute.

Il est permis d'espérer que ces nouveaux procédés thérapeutiques diminueront la mortalité et le nombre des séquelles nerveuses de la méningite cérébro-spinale. D'ailleurs quelques auteurs ont déjà publié des cas de guérison.

Vu :

Nancy, le 29 juin 1916.

Le Président de la thèse,

Simon.

Vu :

Nancy, le 29 juin 1916.

Le Doyen,

E. Meyer.

Vu et permis d'imprimer :

Nancy, le 30 juin 1916.

Le Recteur de l'Académie,

Ch. Adam,

Membre de l'Institut.

BIBLIOGRAPHIE

ALAMELLE (E). — Contribution à l'étude des méningites séreuses et de leurs reliquats particulièrement chez l'enfant (Thèse de Nancy, 1897-1898).

ARMAND-DELILLE. — (Thèse de Paris, 1903).

AUBERTIN (Ch.) et CHABANIER (H.). — Le lavage du canal rachidien dans la méningite cérébro-spinale (*Presse Médicale*, 17 juin 1915).

BABINSKI. — Quelques remarques sur la ponction céphalique et la ponction rachidienne comparées entre elles. (Soc. Méd. des Hôp. de Paris, 30 juillet 1909).

BACH (Von). — Ueber Ponction der Gehirnseitenventrikel (*Münchener Médicin Wochenschrift*, 1896, n° 10, p. 235).

BERGMANN (Von). — Die chirurgische Behandlung von Hirnkrankeiten, Berlin, 1889).

BÉRIEL. — La ponction encéphalique par la voie orbitaire, ses applications cliniques et thérapeutiques (*Journ. Méd. Franç.*, 15 février 1914).

BERNHARD DE BECK. — La ponction du ventricule latéral. (*Mitt. ausd. Grenzgeb. der Méd. et Chir.*, 1896).

BERTRAND (R.). — La méningite cérébro-spinale à rechutes (Thèse de Paris, 1903-1904).

BIRNBAUM. — Sur un syndrome méningé causé par le méningocoque sans méningite (*Münch. Méd. Woch.*, 1903, n° 29).

BLACHFORD. — Fréquence de l'épendymite granuleuse dans la P. G. (*The Journ. of. Med. sc.*, XLIV, 1903, p. 483).

BROCA et DEBRÉ. — Quelques aspects chirurgicaux de la méningite cérébro-spinale (*Assoc. Française de Pédiatrie*, 1910, p. 278).

CANTAS. — Contribution à l'étude du traitement de la méningite cérébro-spinale (*Bull. de l'Acad. de Méd.*, 30 janvier 1912).

CHARTIER. — Traitement de la méningite cérébro-spinale par la ponction dorsale (*Revue de Médecine*, août 1914, novembre 1915, p. 586).

CLAUDE (H.). — Le syndrome d'hypertension intracranienne (*Journ. Méd. Franç.*, 15 mai 1914).

CLAUDE (H.), VINCENT (Ch.) et LÉVY-VALENSI (J.). — Ependymite subaiguë avec hydrocéphalie et cavités médullaires du type syringomyélique (*Presse Médicale*, 11 février 1911, p. 110).

COSTE et PINSEAU. — Forme tétanique de la méningite cérébro-spinale (*Arch. de Méd. Militaire*, 1908).

COURTELLEMONT (V.). — Contribution à l'étude des accidents nerveux consécutifs aux méningites aiguës simples (Thèse de Paris, 1904-1905, n° 100).

COYON (Am.) et JOLTRAIN (Ed.). — Méningite cérébro-spinale aiguë avec syndrome cérébelleux (*Paris Médical*, 2 aout 1913).

CUSHING et SLADEN. — Hydrocéphalie par obstruction consécutive à une méningite cérébro-spinale. Injection intra-ventriculaire de sérum de Flexner (*J. of. exper, Méd.*, 8 juillet 1908, t. X, p. 548).

Debove. — Quelques cas de méningite cérébro-spinale et leur terminaison (*Médecine Moderne,* mai 1903, n° 21.

Debré. — Méningite cérébro-spinale prolongée à forme cachectisante (*Presse Médicale,* 3 septembre 1910 et Thèse de Paris 1911-1912, n° 146).

— Les principaux caractères cliniques de la méningite cérébro-spinale épidémique (*Presse Médicale,* 29 mai 1909, p. 385).

Delamare (G.) et Merle (P.). — Etude anatomo-pathologique et expérimentale sur les épendymites aiguës et subaiguës (*Journal de Physiologie et de Pathologie générale,* 1910, p. 942).

Delamare (G.). — Syndromes ventriculaires. In *La Pratique Neurologique,* Masson, 1911).

D'Espine. — Méningite chronique avec hydrocéphalie et pseudo-tétanos (Soc. Méd. des Hôp. de Paris, mars 1905).

Dopter (Ch.). — La sérothérapie antiméningococcique (*Annales de l'Institut Pasteur,* février 1910).

Dubosc (M.). — Les accidents de la sérothérapie antiméningococcique (Thèse de Paris, 1910-1911, n° 254).

Eichhorst. — Hydrocéphalie interne idiopathique des adultes (*Zeitschr. f. Klin. Méd.,* 1891. Suppl. Heft. Bd. 21).

Fischer (Louis). — Méningite cérébro-spinale chez un enfant âgé de deux mois. Diagnostic par la ponction du ventricule latéral. Traitement par les injections intraventriculaires de sérum antiméningococcique de Flexner. Guérison (*New. York Médical Journal,* 28 mai 1910).

Forster. — (*Wurtzbrug. Méd. Zeitscht.,* 1860).

Fournier (J.). — Histoire d'une petite épidémie de méningite cérébro-spinale. Nancy et Meurthe-et-Moselle, 1913 (Thèse de Nancy).

Grynfelt (E.) et Euzière (J.) (de Montpellier). — Recherches sur les variations fonctionnelles du chondriome des cellules des plexus choroïdes chez quelques mammifères.

— Note sur la structure de l'épïthélium des toiles choroïdiennes et l'excrétion du liquide céphalo-rachidien chez le scyllium (C. R. de l'Association des Anatomistes, 15ᵉ Réunion, p. 101-111, p. 197-205, Lausanne, 1913).

HAHN. — Ein Beitrag zur Chirurgie des Gehirns (*Deutsche Médicin Wochenschrift*, 1896, n° 14, p. 209).

HANOT et JOFFROY. — (*Gaz. Méd. de Paris*, 1873, p. 441).

HARVIER (P.) et SCHREIBER (G.). — Hydrocéphalïe ventriculaire séquelle d'une méningite cérébro-spinale à méningocoques. Rapports de l'hydrocéphalie et des méningites aiguës (*Bull. de la Soc. de Pédiatrie*, 15 novembre 1910).

HAUSHALTER et THIRY. — Etude sur l'hydrocéphalie (*Revue de Médecine*, 10 août 1897).

HOHN. — Le liquide céphalo-rachidien des méningitiques après action du sérum de Kolle et Wassermann (*Klinik Jarhbuch*, p. 357, t. XX).

HULSMANN. — Trois cas d'hydrocéphalie après méningite cérébro-spinale (Inaug. Diss. Kiel, 1889).

HUTINEL. — Sérothérapie et anaphylaxie de la M. C. S. (*Presse Médicale*, 2 juillet 1910. *Journal Méd. Franç.*, 5 septembre 1910).

JEHLE. — Sérothérapie de la M. C. S. E. (Société de Médecine de Vienne, 30 avril 1909).

JOSLIN. — Hydrocéphalie à la suite de méningite cérébrospinale (*Amer. Jour. of. Méd. sc.*, Phila et N. Y., 1900, n. s. CXX 444-463).

KEEN. — (*Medical News*, 1ᵉʳ *décembre* 1888).

KNOX et SLADEN. — Hydrocéphalie d'origine méningococcique (*Méd. Record*, 1908, p. 2).

KOPLIK. — Diagnostic de l'hydrocéphalie (*American J. of. Méd. sc.*, CXXXIII, p. 547-560).

LABBÉ (Marcel), ZISLIN et CAVAILLON. — Méningites cérébrospinales cloisonnées et leur traitement par la trépanation et l'injection de sérum intraventriculaire (Académie, 14 mars 1916).

LAGANE (L.). — Ependymite séreuse, séquelle de méningite cérébro-spinale. Syndrome d'hydrocéphalie aiguë, absence de modifications papillaires (Soc. Méd. des Hôp. de Paris, 19 décembre 1913).

LAIGNEL-LAVASTINE. — Ependymite purulente de la corne occipitale du ventricule latéral et abcès juxta épendymaire dans un cas de méningite cérébro-spinale (*Bull. de la Soc. Anat.*, 11 novembre 1910).

LEROUX et VIOLLET. — Forme tétanique de la méningite cérébro-spinale (*Presse Médicale*, 24 décembre 1898).

LOEPER et GOURAUD. — Polyurie et éliminations urinaires dans la méningite cérébro-spinale (*Presse Médicale*, février 1905).

LUBET-BARBON. — Méningite cérébro-spinale à début otique. (*Arch. Internationale de Laryngologie*. Paris, 1900, p. 338-346).

MARFAN. — Forme cloisonnée et ventriculaire de la méningite cérébro-spinale (épendymite méningococcique évoluant en cavité close) (*Bulletin Médical*, 5 février 1916).

MAYO ROBSON. — (*British Méd. Journ.*, 6 décembre 1890).

MERLE (Pierre). — Epilepsie jacksonienne par distension ventriculaire unilatérale au cours de méningo-épendymite (*Tribune Méd.*, 6 novembre 1909).

— Etude sur les épendymites cérébrales (Thèse de Paris, 1909-1910).

MERLE (Pierre) et WEISSENBACH (R.-J.). — Ependymite cérébrale aiguë chez l'enfant (*Presse Médicale*, 26 janvier 1910).

MESTREZAT (W.). — Le liquide céphalo-rachidien normal et pathologique. Valeur clinique de l'examen chimique. Syndromes humoraux dans les diverses affections (A. Maloine, Paris, 1912).

— Nature vraie du liquide céphalo-rachidien. Les liquides
neuro-protecteurs produits dialyse du plasma sanguin
(*Journal de Physiologie et de Pathologie générale* 1912,
p. 504).

NETTER. — (Congrès international de médecine de Budapest, 1909).

— Traitement de la méningite cérébro-spinale (Association
Française de Pédiatrie. Congrès de 1910).

NETTER et DEBRÉ. — La méningite cérébro-spinale (Paris,
Masson, 1911).

NETTER. — Rapport sur le traitement des méningites
cérébro-spinales (Association Française de Pédiatrie,
1910).

NETTER et DEBRÉ. — Les liquides céphalo-rachidiens clairs
à une période avancée de la méningite cérébro-spinale
(C. R. de la Soc. de Biol., 19 juin 1909, t. LXVI, p. 1009).

NEVEU-LEMAIRE, DEBEYRE et ROUVIÈRE. — Forme prolongée
de méningite cérébro-spinale et trépanation cérébrale
(Académie des Sciences, 5 juin 1916).

NIEMEYER. — Die épid. Cer. sp. Méningitis n. béob. (in
Grossherzogthum. Baden, 1865).

NOBÉCOURT et SEVESTRE. — Méningite cérébro-spinale à
rechutes (*Bull. de la Soc. de Pédiatrie*, décembre 1911).

OPPENHEIM. — Erworb. idiop. Hydrocéphalus internus
(Charité *Ann. Jahrg.* XV, 1890, p. 307).

PARISOT (J.). — La pression du liquide céphalo-rachidien
chez l'homme à l'état normal et pathologique (Congrès
des Aliénistes et des Neurologistes. Nantes, août 1909).

PERRONNE (R.). — Méningite cérébro-spinale et tuberculose
avec particularités cliniques (Thèse de Paris, 1912-1913,
n° 342).

PICKERELL. — Tétanos traité par sérum intraventriculaire
(Rep. Surg. Gen. Navy. Wash., 1906, in Choupin, *Bull. de
Thér.*, 30 novembre 1909).

QUINCKE. — Méningitis serosa (Samm. Klin. Vortr. v. Volk-
mann, 1893, n° 67).

— Ueb. min. ser. u. Verwandte Zustände (Deut. Zeitft. f.
Nervenheilk. Bd. IX, 1897, t. 149).

RAMOND (F.). — Les injections gazeuses intrarachidiennes
au point de vue thérapeutique (Réunion Médico-Chirurgicale de la IVe Armée, 14 janvier 1916), et injections
intraventriculaires (Soc. Méd. des Hôp. de Paris,
séance du 17 mars 1916).

RIEUX. — Un cas d'ependymite subaiguë latente, séquelle
de méningite cérébro-spinale aiguë à méningocoques
(Soc. Méd. des Hôp. de Paris, 26 décembre 1913).

RILLIET. — De l'inflammation limitée à la membrane
séreuse ventriculaire et sur sa terminaison par une
hydrocéphalie chronique (*Arch. Gén. de Méd.*, 1847).

SAINTON (P.) et BOSQUET (J.). — Arthrite méningococcique
de l'épaule à forme plastique ankylosante, etc. Incidents
sérothérapiques (Soc. Méd. des Hôp. de Paris, 17 mars
1916).

SCHILLING. — La ponction de l'hydrocéphalie (Münch. Méd.
Woch., janvier 1896).

SICARD. — Les injections sous-arachnoïdiennes et le liquide
céphalo-rachidien (Thèse de Paris, 1900).

SICARD et REILLY. — Injections sous-arachnoïdiennes cérébrales (Soc. Méd. des Hôp., 19 décembre 1913).

SIMON (P.) et JACQUOT (Ch.). — Cinq cas de méningite
cérébro-spinale observés à l'Hôpital de Nancy (*Revue
Médicale de l'Est*, 1913).

SIMONIN. — Les séquelles de la méningite cérébro-spinale
épidémique (*Paris Médical*, 27 mai 1911, p. 595, n° 25).

STILL. — (Path. Soc. of. London, 19 octobre 1897).

TCHERNIAKOWSKY. — Craniotomie suivie de drainage dans
la méningite cérébro-spinale (*Arch. f. Klin. Méd.*, 1910,
t. V, XCI, p. 922).

TERRIEN et BOURDIER. — Les troubles oculaires immédiats de l'épïdémie actuelle de méningite cérébro-spinale (Soc. Méd. des Hôp. de Paris, 15 juin 1909).

TRIBOULET, ROLLAND et FENESTRE. — Méningite cérébrospinale à localisation ventriculaire initiale. Trépanation. Sérothérapie intraventriculaire. Guérison (Discussion A. Netter) (*Bull. de l'Acad. de Méd.*, 29 novembre et 13 juin 1911).

TOURDES. — Histoire de l'épidémie de méningite cérébrospinale observée à Strasbourg en 1840 et 1841 (Strasbourg, 1842).

VEYRAT. — Recherches sur la perméabilité et la communication des ventricules cérébraux avec les espaces sousarachnoïdiens dans la méningite tuberculeuse (Thèse de Lyon, 1894).

VOISIN (R.). — La méningite cérébro-spinale et son traitement d'après les travaux récents (Revue générale) (*Gaz. des Hôp.*, 14 et 21 août 1909, n°ˢ 92 et 94).

— Hydrocéphalies aiguës. Méningites séreuses. Méningites ventriculaires ou internes. Ependymites aiguës (*Bull. de la Soc. de Pédiatrie*, décembre 1910).

WALTER DANDY et KENNETH, BLACKFON (D.) (de Baltimore). — Etude clinique et expérimentale sur l'hydrocéphalie interne (*The Journal of. the American Medical. Association*, vol. L. XI, n° 25, p. 2216, 20 décembre 1913).

ZENKER. — (*Ann. Médico-Psych.*, 1875).

ZIEMSSEN et HESS. — Klinik béob. üb. Méning. Cérébrosp. épid. (*Deut. Arch. f. Klin. Med.*, I, 1864).

TABLE DES MATIERES

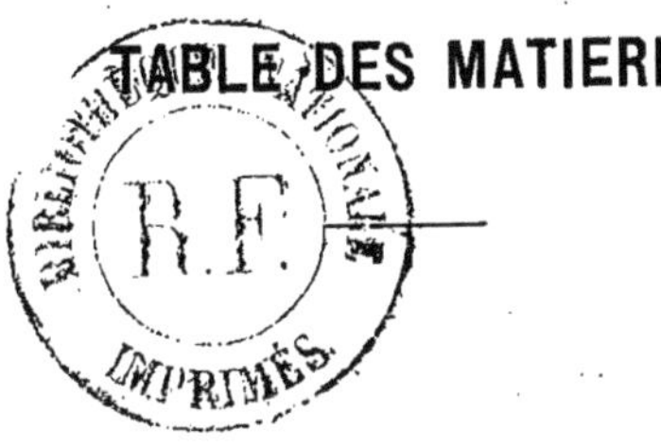

Nancy. — Imp. Crépin-Leblond, 21. rue Saint-Dizier

9 782019 242268